肝炎预防50法

高　峰　高善兴　编著

金盾出版社

内容提要

书中从生活起居、饮食营养、增强免疫、西医西药、中医中药、传统经验、运动强体、兴趣健身和日常消毒九个方面，推荐了50种预防肝炎的有效方法。本书内容翔实，易学易懂，方法实用，操作简便，是肝炎患者及其家人的必读书，是健康人的参考书，也是基层医务人员的便携书。

图书在版编目(CIP)数据

肝炎预防50法/高峰，高善兴编著．—北京：金盾出版社，2006.12
ISBN 978-7-5082-4219-4

Ⅰ．肝…　Ⅱ．①高…②高…　Ⅲ．肝炎-预防（卫生）
Ⅳ．R575.101

中国版本图书馆CIP数据核字(2006)第102068号

金盾出版社出版、总发行
北京太平路5号(地铁万寿路站往南)
邮政编码：100036　电话：68214039　83219215
传真：68276683　网址：www.jdcbs.cn
封面印刷：北京精彩雅恒印刷有限公司
正文印刷：北京四环科技印刷厂
装订：双峰装订厂
各地新华书店经销

开本：850×1168 1/32　印张：7.5　字数：150千字
2007年8月第1版第2次印刷
印数：12001—20000册　定价：12.50元

前言

肝炎，特别是乙型肝炎和丙型肝炎，令人谈之生畏，治疗颇费周折。常言防重于治，不治已病治未病，关键是要搞好肝炎的预防。

肝炎在世界上的暴发流行时有发生。1956 年，瑞典发生甲型肝炎流行，发病 629 人。1961 年，美国新泽西州发生肝炎流行，发病 459 人。1983 年，新加坡发生肝炎流行，发病 322 人。1978 年，我国宁波发生肝炎流行，历时 125 天，发病 2 121 人；20 世纪 80 年代，上海暴发的肝炎大流行，更是震惊中外。因此，预防肝炎人人有责，必须从我做起。

患乙型肝炎的孕妇，所生婴儿感染乙型肝炎的机会高达 90%以上。我国每年约有 200 万新生儿因母婴传播而携带乙型肝炎病毒或丙型肝炎病毒；人群中约有 4%的乙型肝炎病毒表面抗原阳性者是由母婴传播而引起的。因此，预防肝炎刻不容缓。

全球约有 20 亿人具有乙型肝炎病毒血清标记物，3.47 亿人携带乙型肝炎病毒表面抗原。我国乙型肝炎病毒表面抗原携带率为 9.8%，据此推算，约有 1.2 亿人乙型肝炎病毒表面抗原阳性。有关专家认为，我国约有

3000万人感染丙型肝炎病毒。因此,预防肝炎势在必行。

《肝炎预防 50 法》是根据中外肝炎流行病学的实际情况,结合临床防治工作经验,参考古今医籍细心整理而成。其目的是让人们阅读后能"为防肝炎设身处地一想,论健康事择情度理三思",以预防肝炎的发生和流行。

本书从生活起居、饮食营养、增强免疫、西医西药、中医中药、传统经验、运动强体、兴趣健身和日常消毒九个方面,介绍了 50 种预防肝炎的有效方法。其内容翔实,方法实用,易学易懂,操作简便。是肝炎患者及其家人的必读书,是健康人的参考书,也是基层医务人员的便携书。

由于水平所限,不当之处在所难免,敬请广大读者批评指正。

高　峰

2006 年 10 月

目录

MULU

一、生活起居预防八法

二、饮食营养预防十法

三、增强免疫预防四法

四、西医西药预防四法

五、中医中药预防六法

六、传统经验预防八法

七、运动强体预防四法

八、兴趣健身预防四法

九、日常消毒预防二法

一、生活起居预防八法

1. 个人卫生预防法
——卫生习惯要养成

(1)饭前洗手防肝炎：养成良好的卫生习惯，注意手的清洁，可有效地防止肝炎病毒从口进入体内。有人进行监测，一双脏手上含有大量各种各样的细菌和病毒，若饭前不洗手或洗手不彻底，可引起肝炎等疾病的发生。因此，坚持饭前洗手是预防肝炎的重要措施之一。洗手时先用流水冲洗一遍，再用按压式清洁洗手液按手掌、指缝、手指、手背、手腕的顺序洗干净，之后再洗一遍。每次洗手不应少于3分钟，洗后最好自然晾干，以预防肝炎，特别是甲肝和戊肝的发生。

(2)便后洗手防肝炎：肝炎的发生和流行与社会群体的文明程度、公共卫生意识密切相关。因此，要强化大卫生观念，树立公共卫生意识，自觉维护公共环境，做到便后洗手。有人对大便者前后的双手细菌指数进行了监测，发现大便后未洗的双手其细菌指数明显高于大便前，故自觉维护公共卫生，大便后先洗手再到公共场所，明确为他人健康着想就是为自己健康着想的思想，才能有效地控制肝炎的传播和蔓延。

(3)浴具专用防肝炎：在日常生活中，人们天天洗脸刷牙，经常洗浴、修脚、剪指(趾)甲和理发。由于乙型肝炎病毒(HBV)可通过体液传播，且乙型肝炎病毒表面抗原(HBsAg)阳性者，在人群中所占的比例很高，故浴盆、浴缸、浴巾、牙刷、牙缸、洗脸盆等盥洗用品必须专用，做到一人一套；指(趾)甲剪、修脚用具要进行严格消毒；加强对理发店、浴池、游泳馆等公共场所的卫生管理，各种用具一人一消毒，以预防肝炎的交叉感染。

(4)专用水具防肝炎：人体内的各种生化反应需要在体液中进行，故每人每天需要从外界补充一定量的水分，以维持正常的生理功能。水杯等饮水用具要专用，其原因是甲型肝炎病毒(HAV)、戊型肝炎病毒(HEV)可通过粪-口途径传播，乙型肝炎病毒可通过唾液传播。因此，一人一套专用饮水用具，可预防肝炎的传播。

(5)避免损伤防肝炎：人体的外来损伤，可为肝炎病毒提供乘虚而入的机会，导致疾病的传染，如文身、文眉、穿耳眼、做双眼皮、刮舌、剃须等，造成皮肤和黏膜损伤时，若与肝炎病人或健康带毒者共用操作工具或手术器械等用品，又未经严格消毒，可造成乙型肝炎病毒、丙型肝炎病毒(HCV)、丁型肝炎病毒(HDV)的交叉污染，引起肝炎的发生。因此，要加强美容行业的整顿和治理，搞好公共卫生和自我保健。

(6)点钱勿忘防肝炎：在市场经济条件下，人们为了获取更大的经济利益，大都变固定资金为流动资金，加速了资金流通。实行纸币以来，更为资金的流通增值提供了方便条件。银行存款取款、商店购物、书店买书等货币交换和流通过程中，人们经常点数钱币。但点数钱币时，切勿忘记预防肝炎的发生。有人对社会上流通的人民币肝炎病毒污染情况做过调查，发现其中有 10% 的人民币带有乙型肝炎病毒。因此，为了预防肝炎的发生，要建立钱币消毒制度，切断传播途径；彻底改掉边用手指蘸口水，边点数钱币或边翻书的不良习惯，从生活的细微之处预防肝炎的发生。

(7)远离毒品防肝炎：吸毒严重地摧残着人们的身心健康，危害着社会安定，不仅是医学研究的问题，而且也是社会科学和心理学等学科研究的范畴。吸毒者共用不洁注射器，是导致肝炎传播的罪魁祸首；有的吸毒者为了获得毒品，往往不择手段，如卖血、卖淫等，成为肝炎的传播者。据云南一些毒品重灾区的调查，因静脉注射海洛因造成传染病者高达 68%；广西卫生部门对 150 名吸毒青少年的调查监测，发现有 45% 的人患有肝炎。这些触目惊心的数字和事实警示着人们，预防肝炎要远离毒品，切实增强自我防护意识。

(8)内衣专用防肝炎：贴身穿的内衣，可沾染上汗液、乳汁、粪便、尿液和月经血等。肝炎病毒特别是甲型、乙型、戊型肝炎病毒等，可随这些排泄物或体液排出而污染内衣。因此，在家庭生活中，每个人的内衣要单独洗涤，专人专穿，切不可混洗混穿。尤其是肝炎病人及健康带毒者的内衣，洗涤后要经过消毒再穿，以防止肝炎病毒的交叉污染，预防肝炎通过内衣在家庭中引起传播。

(9)避免感染防肝炎：人的一生中，经常会被各种各样的致病因子感染而导致感冒、支气管炎、肺炎、皮肤感染、胃肠道疾病等，使机体的免疫功能低下，抗病能力减弱。此时，若遇到肝炎病毒的侵袭，则容易引起肝炎的发生。因此，日常生活中要注意增强自我防病能力，避免各种细菌、病毒等病原体的感染，以预防肝炎的发生。

(10)强化意识防肝炎：要大力开展爱国卫生运动，积极搞好健康教育，广泛宣传防治肝炎的科学知识，使人们树立自我保健意识，自觉养成良好的卫生习惯，时时处处落实卫生防病措施，从而预防肝炎的发生。

(11)玩具消毒防肝炎：无论乡村或城镇的现代家庭中，大都是独生子女，老人对孩子疼爱有加，为孩子购买的玩具可谓琳琅满目。特别是城镇的幼儿园，小朋友们共用的娱乐性玩具和设施更多。这些在给孩子们带来无穷乐趣的同时，也存在着一定的致病隐患，如甲型肝炎和戊型肝炎可通过被污染的玩具而引起传播等，严重地影响着儿童的健康。因此，为了下一代的健康成长，家庭中的玩具，尤其是幼儿园的娱乐性设施等，要进行定期消毒，切断肝炎的传播途径，防止其流行。

2. 家庭防护预防法
——防护措施不可轻

(1)居室清新肝气清：家庭是生活的港湾，是人们休息、就餐和全家团聚的场所，其环境的优劣直接关系到家人的健康，也是预防肝炎的重要环节。一是清晨起床晾被褥。一年之计在于春，一日之计在于晨。清晨是一天的开始，是充满希望的时刻，人们经过一夜睡眠，随着人体生物钟的准确报时，在太阳初升、万物复苏之际，由睡眠状态逐渐转入清醒，驱走黑暗，迎来曙光和黎明。此时此刻，要注意晾晒被褥，以预防肝炎的发病和传播。由于被褥长时间与人体密切接触，体表的汗渍、废气、细菌、病毒，特别是肝炎病毒，以及皮肤的排泄物、皮屑等常年积聚、繁殖生长，导致居室污染，容易引起肝炎的散在发病。特别是婴幼儿和老年人，大部分时间在家庭中度过，且适应能力、抗病能力较弱，受居室环境的影响较大，从而对健康造成不利影响。因此，在空气清新的清晨，在天气晴朗、无大风雨雪的情况下，要注意开窗通风，不要马上叠被子，有意识地将卧具打开，将棉被贴身的一面朝外，平铺于床上，让自然清风缓缓吹过，使居室卧具在晨风中“新陈代谢”一番。这样，既消除了致病因素，又保持了被褥的松软，对健康十分有利。二是新鲜空气入万户。居室通风良好可吐故纳新，使人们吸收新鲜空气，防止有害气体经呼吸进入血液而引起对肝脏的损伤。新鲜空气中的负氧离子是一种带负电荷的空气离子，通过呼吸进入人体，经血流带到全身各组织器官中，可调节功能，消除疲劳，促进血液循环，加快细胞新陈代谢，对保护肝脏的正常功能十分有益。三是居室幽雅肝气舒。家庭是心灵放飞的基地，故居室布置应该古朴典雅、布局合理，切不可赶时髦进行豪华装修而造成污染。要为休息和生活提供一个舒心惬意、称心如意的小环境,创造一个幽雅良好的居所,使人们的精神得到调适与抚慰,以收到清静温馨、疏肝理气的作用。

(2)保持湿度续柔情:居室的温度和湿度适宜,对人体健康具有重要意义。在通常情况下,室内温度保持在16℃~24℃对人体最为适宜;湿度保持在60%~70%,人的主观感觉较为舒适。温度过高或过低,湿度过大或过小,都会使人们心烦意乱、全身不适,从而影响人体的免疫功能,损害肝脏的功能,让肝炎病毒乘虚而入。

(3)厨房油烟要抽排:家庭烹饪所用燃料,目前仍以管道煤气、液化气、煤、柴、草等为主,这些燃料的主要成分是丙烷等碳氢化合物,燃烧时都会排出一氧化碳、二氧化碳、氮氧化物、醛类、苯等有害气体,均可直接导致肝脏受损,影响肝脏功能,诱发肝炎的发生。因此,家庭厨房应安装高质量的抽油烟机,保持空气流通,尽量少起油锅,多吃蒸煮食物,及时清除生活垃圾,预防肝炎的发生。

(4)卧床休息肝血通:人在卧床休息时,特别是右侧卧位,肝脏的血流量可比站立时增加三分之一,使肝脏的营养供应增加,有助于维护肝脏的正常功能,增强肝脏抵御肝炎病毒侵袭的能力,减少肝炎的发病机会。因此,在肝炎流行季节及地域工作和学习时,要注意自己的体力负荷,尽量避免过度的体力透支。连续加班和超强度的体育运动后,要适当静卧休息,劳逸结合,保持充足的睡眠,减少罹患肝炎的几率。

(5)雇用保姆查肝病：现代家庭雇用保姆的越来越多。家中雇用保姆一般是为了替上班的夫妇照顾孩子、老人，安排家庭生活及烹饪等。她们与家庭成员同吃、同住，生活上接触非常密切，实际上起到了保育员、炊事员和保洁员的作用。然而，许多家庭在雇用前往往忽视了保姆的健康体检。在保姆群体当中，有的保姆为了找工作而隐瞒病史。有的本来就是乙型肝炎病毒表面抗原健康携带者，虽然没有出现临床症状，但仍有可能将乙肝病毒传染给他人，尤其是婴幼儿和老年人，机体免疫功能差，抗病能力弱，更容易受到病毒的侵袭而发生肝炎。因此，正确的做法是雇用时，先对保姆进行健康查体，择健康者用之。已经雇用的保姆若查出乙肝表面抗原阳性或肝功能异常者，应讲清道理，立即辞退；若因种种原因暂时不能离开时，家庭成员应到医院检查肝功能和乙肝五项指标，全为阴性者，应进行预防接种，或注射乙肝高效价免疫球蛋白进行应急预防。

(6)家庭防护不放松：“种数竿竹探风雨信息，养一池鱼观日月盈虚”。家庭防护是不治已病治未病的措施，也是预防肝炎的重要手段。家庭，需要整体健康，家庭防护措施会使每个成员预防肝炎发病、增强健康体质而“三星高照，春风得意”。家庭，需要良医指导，认真落实家庭防护措施，会收到“千淘万滤虽辛苦，吹尽狂沙始到金”之效。家庭，需要快乐安宁，搞好家庭防护，预防肝炎发病，可保证和睦安康、轻松愉快。

3. 两性卫生预防法
——梦香温柔要防病

(1)恋爱结婚要查体:男女恋人经过相识、相知、相爱而花前月下、卿卿我我之后,当准备步入婚姻的殿堂之际,切不可忽视健康体检,特别是肝功能和乙肝五项指标的检验,以预防肝炎的传播。有人对56对新婚夫妇之间乙肝病毒的传播情况进行了调查分析。其结果是原来一方为乙肝表面抗原阳性,一方为阴性,结婚后第15个月,配偶阴性者的阳转率高达25%。因此,新婚之前查体对预防肝炎的传播,显得尤为重要。对体检结果特别是肝功能及乙肝五项指标要进行综合分析判断,以确定结婚的最佳时机。例如,乙肝表面抗原阳性且肝功能异常,正处在肝炎发病期,此时传染性较强,不应该结婚,应待病情基本痊愈后才能结婚,以免传染给配偶或家庭其他成员;急性肝炎出院后稳定半年以上,慢性肝炎达到好转标准后稳定1年以上,即急性传染期过后可以考虑结婚;乙肝表面抗原阳性,无e抗原(HBeAg)等传染性指标,本身无明显的传染性,可以结婚;乙肝表面抗原阳性,同时合并e抗原、乙肝病毒去氧核糖核酸(HBV-DNA)阳性,说明具有明显的传染性,也可能伴有部分肝细胞损害,应经过系统治疗,使e抗原、乙肝病毒去氧核糖核酸转阴后再结婚;乙肝表面抗原阳性,合并有乙肝e抗体(抗-HBe),说明传染性较小,可以结婚;乙肝表面抗原阳性者的对方经检查后，乙肝病毒标志物均为阴性，说明对方未感染过乙肝病毒，不具备免疫力，应注射乙肝疫苗，待出现抗体后才能结婚；男女双方均为乙肝表面抗原阳性，或一方乙肝表面抗体(抗-HBs)阳性，说明已被乙肝病毒感染或已具有免疫力，也可以结婚；男女双方均出现乙肝表面抗体阳性时，应测定其滴度，高滴度表示免疫力较强，滴度太低时再注射1针乙肝疫苗以加强免疫，此时男女双方均具有免疫力，是结婚的最理想时机；慢性迁延性肝炎病程较长，且已确诊为肝硬化者，原则上不应结婚，勉强结婚对夫妻双方及子女身体健康均不利；若一方乙肝表面抗原阳性且长时间不转阴，另一方乙肝表面抗体阳性且滴度较高时，可以结婚，但结婚前后双方要注意增强机体免疫功能，避免劳累、受寒、酗酒和营养不良等，以便有效地预防肝炎的发病和传播。

(2)相聚拥抱不可急：恋人相聚，大都情意绵绵如柳絮，依依相偎道情语，情深所至，相拥而亲昵，此情此举也无可厚非。但是，若一方是肝炎患者或乙肝表面抗原阳性者，另一方各项检查为阴性者，相聚拥抱时不可过急过紧，以预防肝炎的传染。医学研究证实，肝炎患者，特别是乙型肝炎和丙型肝炎患者，其体液，如汗液中含有肝炎病毒，若无防范措施而急于拥抱传情，易导致肝炎的传播。因此，要积极治疗肝炎患者，加强阴性者的免疫，以预防肝炎的发生。两情相依情相随，又岂在朝朝暮暮，为了恋人的健康，相见拥抱何太急。

(3)甜蜜接吻莫积极：恋人约会，情人离别，甜甜地一吻，会给男女双方以心理慰藉。特别是情窦初开的少男少女，相恋一段时间后，在爱之深、情之切之际，往往久久相吻，以表达爱情的地久天长，以体现别离相思的情深义重。虽然有爱的日子天高云淡，有情的人生惊心动魄，但不可忽视肝炎的预防。研究证明，肝炎或乙肝表面抗原阳性的患者，其唾液中含有肝炎病毒，可通过接吻的途径传染给对方。因此，当有情人终成眷属之时，情吻不可过勤，过紧，尤其是应该避免湿接吻即深吻；当情至所极而相吻之时，可适当进行干吻即浅吻，以防止通过唾液传染病毒性肝炎。

(4)夫妻性爱要注意：性功能是人体正常生理功能之一。夫妻性生活是感情的基础、婚姻的纽带、家庭稳定的基石，是正常夫妻生活的组成部分。只有健康和谐的性生活，才能使夫妻关系更加亲密、婚姻更加美满。但夫妻一方患有肝炎或为肝炎病毒健康携带者，进行性生活时要有预防措施，防止肝炎病毒传播。医学研究证明，乙型肝炎病毒可存在于精液、经血和阴道分泌物中，并可随其排出体外，故可借性生活相互传染。因此，性生活传播也是乙型肝炎的重要传播途径之一。也有人研究证明，丙型肝炎病毒虽然主要通过被污染的血液传播，即血液制品传播，但生活中有不少患者是通过非输血途径传播的。据统计，慢性丙型肝炎在其配偶中的传播率可高达21%左右，显著高于其他家庭成员。夫妻间感染丙型肝炎病毒，其核糖核酸(HCV-RNA)基本上是一样的，故对夫妻间感染丙型肝炎病毒的序列分析已经肯定，基因同源性显著高于其他人群，认为丙型肝炎也可以通过性生活传播。因此，夫妻性生活时，要采取预防措施，以防止肝炎的传染。一是性生活的动作要轻柔，切忌粗暴和较长时间地抽动摩擦，以免损伤局部黏膜而将肝炎病毒传给配偶。二是性生活的次数不可过频，应适当加以节制，以防止因性生活中精神作用和神经系统的兴奋状态，加快肝脏代谢，增加肝脏负担，加重病情，提高传播几率。三是夫妻进行性生活时要使用避孕套，以切断性生活的传播途径，防止配偶感染。四是夫妻性生活结束后，要及时用温水清洗会阴部，用中性肥皂或洗涤剂彻底清除局部污染，降低肝炎的传播几率。五是女性月经期间禁止性交，切实预防乙型肝炎和丙型肝炎的传播。

(5)杜绝性乱防病疾：既然性生活可以传播肝炎，那么毋庸置疑，性滥交、卖淫嫖娼、一夜情、保持多个性伙伴等婚外性生活，传染病毒性肝炎的几率更高。因此，要树立正确的婚恋观，不搞婚外恋，防止感染肝炎病毒；树立正确的人生观，加大打击卖淫嫖娼力度，杜绝肝炎的传播和流行；树立正确的价值观，摒弃一夜情、性滥交、与多个性伙伴进行性交的现象，减少肝炎病毒感染的机会；树立正确的世界观，奉行一夫一妻制而固定性伙伴，以预防肝炎的发生。

(6)同性相恋是儿戏：同性恋是一种性心理变态。据报道，目前同性恋的人数有逐渐增加的趋势。同性恋之间的性生活是一种畸形性生活，可传播多种传染病，包括病毒性肝炎。同性恋之间的性生活最容易损伤局部黏膜，使肝炎病毒乘伤而入，导致肝炎的发病。因此，要大力开展道德观教育，加强卫生科普知识宣传，同性恋者搞好自身气质、行为和道德修养，善待别人，从而厚待自己，构筑健康人生，倾心于事业，从同性恋儿戏的桎梏中解脱出来，预防肝炎的发生。

4. 见面点头不握手预防法
——见面握手要慎行

(1)古人见面作揖忙：我国古代的文人墨客相会，吟诗作画，亲朋好友相聚，谈论阴晴圆缺之际；三五知己综论史事兴衰，劳作之后月下品茶，预测农事丰欠之机；他乡遇故知，久别又重逢之时，人们往往拱手作揖表达各自的敬意而不握手，以示"相交期久敬，致道勿远求"之情愫。逢年过节拜访父母，或千里寻访长辈见面之后，或下级官员见到上级等，大都磕头跪拜而不握手，以示晚辈对长辈、下级对上级的躬敬之心情。从卫生防病的角度讲，这种见面不握手的习惯是文明卫生之举，从某种程度上切断了肝炎等传染病的传播途径，有利于人们的身心健康。

(2)见面握手莫提倡：清朝末年至民国初期，由于国门的开放而打破了闭关锁国的局面，西方的现代文明不断涌入我国，这对推动我国的社会进步起到了重要作用。但是，有些不该提倡的行为也随之而来，见面后相互握手在国人交往中逐步形成了固定的习惯。这些习惯为甲型肝炎、乙型肝炎和戊型肝炎等传染病的传播提供了条件。因此,见面握手的习惯不宜大力提倡,特别是与肝炎患者和健康带毒者相聚之时,切不可碍于面子而亲密握手,以防肝炎的相互传播。

(3)点头微笑情意长:见面握手可传播某些疾病,而见面点头微笑、不握手则是良好的文明卫生礼仪。这样既表达了相互之间仰慕的情深意长,又预防了肝炎等传染病的传播。肝炎患者及健康带毒者要养成文明卫生的行为,与朋友会面时,自觉放弃握手的礼仪,主动招手点头微笑示意,做到为他人的健康负责。

(4)握手莫把防病忘:虽然见面点头微笑和拱手作揖是良好的文明卫生行为,但要改变在庞大的群体中长期形成的握手习惯是件很不容易的事情。因此,每个人都要增强卫生防病意识,相逢之时能不握手尽量不握手。特别是与肝炎患者、健康带毒者及手上有外伤出血者见面时切勿握手,以预防肝炎在友情的掩盖下传播。

(5)人体免疫有屏障:肝炎可以通过日常接触,如握手等途径传播,但见面握手的人们也不可过于恐慌。因为肝炎病毒的传播,除了必须有患者或健康带毒者作为传染源外,还必须有容易感染的人群,以及与肝炎患者或健康带毒者密切接触的传播途径。在一般情况下,健康成年人都有比较完善的免疫系统和完整的皮肤及黏膜等防御屏障,病毒很难侵入;即使病毒突破了重重防线,进入了健康人的体内,人体的免疫功能也可以迅速地把病毒消灭掉。另外,据临床资料表明,急性甲型肝炎和戊型肝炎的痊愈率可高达100%,急性乙型肝炎的痊愈率也高达90%以上。因此,成年人对肝炎具有较强的抵抗能力,如有的家庭中,夫妻双方其中一人患肝炎或者是健康带毒者,另一方却终身未被感染,这就是很好的例证,关键是要在预防上做文章。所以,人们见面时要做到点头微笑打招呼,尽量不握手,以免让肝炎病毒有可乘之机,给人们带来不必要的痛苦,从而把肝炎传播的可能性降到最低限度,切实保障人群的身心健康。

(6)讲究卫生保健康:为了预防肝炎的传播和流行,朋友相会握手以表达友情,特别是与肝炎病人或健康带毒者握手之后,要及时用肥皂、流动水洗手或进行消毒,切不可掉以轻心,以预防万一。愿广大朋友们为了自己的健康和他人的健康,见面点头微笑致意不握手,以语言交流情感,增强人们之间的友谊和健康水平。

5. 母婴阻断预防法
——迅速阻断防病生

(1)是否生育看实际:夫妻婚后经过一定的心理、生理和物质准备而打算怀孕生育时,应进行肝功能及乙型肝炎五项指标检查,以确定是否是最佳时机。如果女方乙肝表面抗原阳性持续数年甚至几十年,但无乏力、厌油、食欲不振和肝区疼痛等自觉症状,且肝功能正常,能与正常人一样参加工作和学习,可以考虑怀孕生育。但必须采取有效措施,尽可能地防止乙肝病毒的母婴传播。

调查结果表明，夫妻双方均为乙肝表面抗原持续阳性者，或均为乙型肝炎患者，所生子女均为乙肝表面抗原阳性。因此，乙肝表面抗原持续阳性，尤其是同时伴有 e 抗原阳性的妇女；夫妻双方或者一方是肝炎患者发病期，应尽量推迟怀孕生育，以保证母婴健康。

(2)母婴传播要重视：母婴传播是指携带肝炎病毒的母亲在孕期、产程和产后将肝炎病毒传播给婴儿的一种传播方式。有人统计分析后认为，人群中至少有 40%的乙肝表面抗原阳性者是由母婴传播引起的。母婴传播主要有三条途径。一是宫内感染。主要发生在妊娠最后的 3 个月，由妊娠胎盘的轻微剥离，母血进入胎儿血管所致。二是分娩传播。分娩时，婴儿皮肤可能发生损伤，使母血渗透入胎儿体内，或者婴儿吞入母血、羊水、阴道分泌物等造成感染。三是产后传播。主要与母乳喂养有关。经医学专家研究证实，甲型肝炎及戊型肝炎一般无明显的母婴垂直传播倾向，大都对胎儿无直接影响。乙型肝炎和丙型肝炎不但病程长，而且可通过母婴传播导致新生儿罹患同型肝炎。有人进行了统计，乙肝表面抗原阳性且 e 抗原或其他复制指标阳性的产妇，所生婴儿染上乙型肝炎病毒的机会可高达 90%以上，故危险性很大；乙肝表面抗原阳性和丁型肝炎病毒抗体阳性的母亲，可在围产期将丁型肝炎病毒传染给新生儿，往往在乙型肝炎病毒复制活跃的条件下传播。其原因是丁型肝炎病毒是一种缺陷病毒，需要在乙型肝炎病毒的协助下才能得以复制，故丁型肝炎需在感染乙型肝炎病毒的基础上才能被感染。由此可见，明确肝炎母婴垂直传播的途径和危害性，有针对性地采取母婴阻断措施，可减少肝炎的发病，保障母婴安然无恙。

(3)母婴居住莫同室：患肝炎或健康带毒的产妇能否与新生儿同室居住，取决于母亲携带的肝炎病毒会不会传染给新生儿。如果母亲恰在肝炎的急性期或慢性肝炎的急性发作期，则不能与新生儿同室居住。因为母亲无力照顾婴儿，疲劳和睡眠不足还会影响自身健康，并增加了传染的机会。处于肝炎的恢复期或单纯的健康带毒者，一般情况下可以实行母婴同室居住，但要做到母亲在接触新生儿前要洗手，与新生儿分床睡，对新生儿进行预防注射等，以减少母婴传播的机会。

(4)母乳喂养要放弃：母乳是婴儿最理想的营养食品，富含婴儿4～6个月时生长发育所需的全部营养素和抵抗病原体的抗体，并适合婴儿胃肠道的消化和吸收，故提倡产后即开奶、早哺乳。这样做也有利于产妇提早活动，促进子宫收缩、产道恢复及全身器官的复原，让产妇尽早学到护理婴儿的知识，有助于建立母婴之间的感情联系和交流。但是肝炎病人特别是乙肝表面抗原和e抗原双阳性的母亲，其乳汁和唾液中均含有乙型肝炎病毒，故对母乳喂养要具体分析。研究证实，甲型肝炎和戊型肝炎无母婴传播的危险，母乳喂养未见感染发病，故在采取防范措施的前提下可进行母乳喂养。乙肝表面抗原阳性的产妇，须检查血清乙型肝炎病毒标志物，除检验乙型肝炎五项指标外，还应检查乙型肝炎病毒基因(HBV-

DNA)。若为单项乙肝表面抗原阳性,其他指标均为阴性,在对新生儿进行预防接种的基础上,可进行母乳喂奶。也可对母乳进行乙型肝炎标志物检测,若为阴性时,可以母乳喂养。患丙型肝炎或丙型肝炎抗体阳性的产妇,从目前资料看,其乳汁中存在丙型肝炎病毒的可能性比较小,故可以喂奶。除上述情况外,均应放弃母乳喂养婴儿。另外,若乳头有皲裂等破损出血或小儿口腔发生溃疡等损伤时,则应立即停止母乳喂养;喂养时还应注意乳头的清洁和手的卫生,避免口对口给孩子嚼喂食物,并注意加强消毒隔离,以减少接触传播肝炎的机会。

(5)母婴阻断做解释:患乙型肝炎或乙型肝炎病毒健康携带的女性怀孕后,如何避免所生的孩子携带病毒,是每一位母亲所关心和担心的事情。为了有效地阻断乙型肝炎病毒从母亲传至婴儿,在婴儿出生前或出生后进行全程干预,所实施的主动或被动的联合免疫,称之为"母婴阻断"。阻断母婴传播是预防乙型肝炎的根本措施,关键是采取有效的方法和措施预防,以切断母婴传播的途径。

(6)阻断传播做免疫:我国是病毒性肝炎的高发区,乙型肝炎表面抗原的携带率很高,约占人群的9.8%,每年大约有200万新生儿因母婴传播而导致出生时携带乙型肝炎病毒和丙型肝炎病毒,给许多家庭和社会造成了很大的危害。对刚出生的婴儿实施乙型肝炎疫苗接种的方法,是不能完全阻断乙型肝炎病毒母婴传播的。有报道,用此方法只能阻断乙型肝炎病毒传播的60%~70%,

对那些在宫内已感染乙型肝炎病毒的婴儿，则不产生阻断效果；仅用这种阻断的方法，还会使较多的在出生时已被乙型肝炎病毒感染的新生儿成为乙型肝炎表面抗原携带者。因此，为了更有效地阻止乙型肝炎病毒的母婴传播，目前大都采用主动免疫和被动免疫联合阻断的方法。如乙型肝炎病毒健康携带者的妇女，自怀孕后28周开始，每月注射1针乙型肝炎高效价免疫球蛋白（HBIg）；婴儿出生后24小时内，在不同部位分别接种乙型肝炎高效价免疫球蛋白和乙型肝炎疫苗，2周后再接种1支乙型肝炎高效价免疫球蛋白，出生1个月和6个月分别再接种1支乙型肝炎疫苗。这种主动和被动联合免疫的方法，可以有效地降低胎儿在子宫内感染乙型肝炎病毒的几率，并更高地阻断乙型肝炎病毒在母婴之间的传播率和感染率。综上所述，不论用什么样的方法，阻断新生儿乙型肝炎病毒传播的关键是第一针要在婴儿出生后24小时内完成，并且按规定程序完成全程接种，这才是获得免疫效果的最好方法。但还应牢牢记住，乙型肝炎疫苗3针注射完毕后的1～2个月，要检查乙型肝炎表面抗体是否产生，如果没有产生，还需要按程序注射3针乙型肝炎疫苗。另据有关资料报道，有的新生儿在出生后就携带丙型肝炎病毒，但由于目前还没有丙型肝炎疫苗的投放使用，故丙型肝炎的母婴阻断及预防暂时还没有最好的方法和有效的措施，有待于医学界进一步研究解决。

6. 粪污无害化处理预防法——及时处理病不逢

(1)历史教训莫切断:甲型肝炎和戊型肝炎是通过粪-口途径传播的,故粪污无害化处理对肝炎的预防具有重要意义。回顾中外甲型肝炎大流行的历史,大都是甲型肝炎病毒随着病人的大便排出体外,未经无害化处理的粪便污染了海水或河水等水域,使贝类吸附和积聚了病毒,人们食用了加温不彻底的贝类时,贝类又将肝炎病毒传染给人而引起发病。例如,1955 年 12 月～1956 年 1 月,瑞典发生因食用牡蛎而引起甲型肝炎大流行,发病 629 人;1961 年 1～6 月,美国新泽西州发生因吃蚶引起的甲型肝炎暴发,发病 459 人;1961 年 1～8 月,美国密西西比州和阿拉巴马州也发生因食牡蛎而引起的甲肝流行,发病 84 人;1963 年下半年至 1964 年上半年,美国费城和康涅狄格州因吃蚶引起甲肝大流行,两地发病各为 200 人和 123 人;1964 年在美国卡罗兰那州,1966 年在新泽西州,1971 年 5 月在罗得艾兰州和 7 月在麻省,均发生与食用贝类有关的甲型肝炎流行;1966 年,瑞典再次发生与食用贝类有关的甲肝流行;1973 年,美国休斯敦和卡亨因食用牡蛎引起 278 人发病;1983 年 5～9 月,新加坡发生流行,发病 322 人,调查证实传播媒介为乌蛤。在国内,1978 年初,宁波市发生因生食泥蚶引起甲型肝炎暴发流行,历时 125 天,发病 2 121 人;1981 年 11 月,上海泸湾区一工房3户12人吃了自制的酱渍醉蟹，除5名年长者外，其余7人均患了甲型肝炎；1984年8月，福州发生因食用蚶引起甲型肝炎流行，波及13个单位，发病28例；20世纪80年代，上海暴发甲型肝炎大流行，更是震惊中外。史册有遗训，无法来遮盖。只有大力开展爱国卫生运动，广泛发动群众，采取有效的粪污无害化处理措施，才能切实预防肝炎的暴发流行。

(2)粪-口传播要切断：我国幅员辽阔，地大物博，广大人民正在社会主义市场经济的发展中奔小康。但由于我国人口众多，且有城乡、发达地区与落后地区之别，环境卫生条件和人们的卫生习惯还存在着很大差距。城镇的粪污大都采取水冲式集中化粪处理。广大农村的粪污处理方法不一，大都不符合卫生学要求，容易污染环境而引起传染病，特别是甲型肝炎的发生和流行。因此，必须采取根治措施，加大农村的粪污无害化处理力度，切断肝炎的粪-口传播途径。

(3)密封发酵可切断：在广大农村，种庄稼需要施肥，可采取密封发酵的方法进行粪污无害化处理，既提高了肥效，又可预防肝炎等传染病的发生和流行。其方法是选择运输方便的地方，建造不透水的储粪池或粪缸。粪便密封后夏季约15天，冬季约30天，即可达到无害化要求。可建造2个以上的储粪池，以便轮流使用。如粪便中的尿液不足时，可适当加入尿素肥料，以提高发酵的效果。密封发酵法适用于我国南方地区和北方的夏季，气温较高，发酵效果好，可以切实预防肝炎特别是甲型肝炎的传播。

(4)沉淀发酵可切断:沉淀发酵式粪池为密闭式,由2隔3池组成。第一池为粪尿入口处,截留粪进行发酵、松散、液化,同时产生二氧化碳、沼气等气体;第二池粪液较稀,流动缓慢,沉淀病原体和虫卵可达95%以上;第三池主要用于储存已清除病原微生物的粪液,随时可用于施肥。化粪池要定期清渣,其沉渣和粪皮再经密封发酵法,堆肥发酵或药物消毒,杀灭剩余未灭活的病毒、细菌和虫卵等病原体,使粪污达到无害化。

(5)沼气发酵可切断:沼气发酵法既可解决燃料问题,又可进行粪污无害化处理。人粪尿、厩肥、杂草、垃圾等含有较多的有机物和纤维素,在碳氮比例为25∶1、发酵原料的含水量为90%左右、池内温度在32℃~34℃、pH值7~8的条件下,既可制取沼气,又能有效地解决粪污对环境的污染,从而预防甲型肝炎等传染病的发生。

(6)堆肥发酵可切断:堆肥发酵法适用于经济条件较差的农村进行粪污无害化处理,一般多采用需氧法堆肥。平地需氧法堆肥是将堆料分层堆在地面上,表面施以泥封。堆料的比例可采用人粪尿、牲畜粪各25%,混匀,垃圾(杂草、树叶等)50%。堆前将杂草、树叶等切碎,以水浸湿,堆料中的水分宜保持在50%~60%。堆肥前,先在地面挖出纵横交叉的小沟,在沟上架有树枝作为通风沟,在十字交叉处垂直树立长秸秆或竹竿作为通风道,在通风沟上堆成宽3~4米、高约2米的梯形堆肥。外面用厚3~7厘米的泥封好,泥中可加入稻草,以防裂隙。1~2

天后抽去秸秆或竹竿，以利通风，待堆温升高后，即可将通风口堵住。在条件合适的情况下，3～4 天温度即可升到 50℃以上。夏季约 15 天、冬季约 30 天，即可腐熟无害化。夏季气温较高，可在平地堆肥；冬季气温较低，可采取半坑式需氧堆肥。半坑式需氧堆肥法即在地上挖深约 1 米的圆形或长方形的坑，在坑底和坑壁四周挖十字形通气沟，堆料填至坑中，堆顶高出地面 0.7 米左右再泥封。利用堆肥发酵法对粪污进行无害化处理，也可达到预防甲型肝炎等传染病的目的。

(7)加强管理可切断：为了搞好粪污无害化处理预防甲型肝炎等传染病的传播，不少无冲水条件的城镇和农村建立了深坑三格化粪池式厕所，俗称无害化厕所。但关键是合理使用和科学管理，以充分发挥在预防肝炎中的作用。一是要建立卫生清扫制度。落实厕所清扫责任制，坚持每日清扫并用适量的水冲刷蹲坑和滑粪道；保持厕所内地面无粪污等脏物，尿池畅通无尿垢。二是要加强化粪池的卫生管理。三格化粪池使用前，第一格中必须放入水至水封线；严禁从第一、第二格化粪池掏粪，并及时从第三格取肥；第三格化粪池的取肥口应高出盖板 0.3 米，化粪池盖板的上面应加 0.2 米的土层密封，以增加发酵的效果；每年冬季或春季应清除池内粪渣 1 次，并采用堆肥泥封发酵无害化后施用；清渣时先除去密封土，再打开盖板通风，然后搅动粪液 10 分钟，严防硫化氢气体中毒；清除粪渣时可应用吸肥车，以减少对周围环境的污染，防止甲型肝炎等疾病发生；清渣人员要注意个人防护，工作结束后做好个人的洗消工作和用具的清洗消毒。三是要消毒灭蝇。厕所内要定期喷洒杀虫药物杀灭蝇蛆，进行消毒，以免苍蝇沾染甲型肝炎病毒到处传播，从而提高人群健康水平。

7. 垃圾无害化处理预防法——日产日清讲究净

(1)家庭垃圾要减少：家庭中的垃圾特别是肝炎病人的生活垃圾和排泄物，若不及时处理，不但影响家庭卫生面貌，而且可导致肝炎等传染病的传播。厨房中的外来垃圾，如菜根、菜叶、泥土等，可能带有肝炎病毒等病原微生物，故应及时清除，摘好的蔬菜要及时清洗干净，以免污染厨房。含水分的湿垃圾，其重量和体积会增加，除加重清除的负担外，还会流出污水而污染家庭环境，甚至发出异味而令人作呕，故最好先用纸或塑料袋包裹起来再加以丢弃。购物时尽量不买使垃圾增多的物品，应购买成品或半成品，防止肝炎病毒等病原体对家庭污染的威胁，还可以减少垃圾处理的麻烦。平时可找一些废纸折叠成纸盒，摆放在厨房或餐桌，盛装菜屑、果皮等垃圾，用后包成一团丢弃，既方便实用，又卫生干净，防止家庭污染。家庭中产生的垃圾要日产日清，保持洁净，预防肝炎等疾病的发生，确保家庭成员健康。

(2)收集运输讲究早：为了防止垃圾为媒传播肝炎等疾病，垃圾收集运输也要讲究科学。收集垃圾的容器以能收集储存1～3天的垃圾为宜，容器应坚固、密闭、耐用、美观并便于清洗和运输。夏季日产日清，当日运出；冬季可在1～3天内运出。院内收集垃圾的容器主要有五种。一是小型污物箱。宜放置于公共场所，用以收集果皮、废纸、烟头、痰纸等。二是简易组合式垃圾箱。适用于经常搬迁的单位。用钢筋水泥做预制件4块，接合部用大螺丝固定，安装时后面依墙，垃圾投入口设自动开合盖，清出口设活动门。三是脚踏开关垃圾箱。其特点是垃圾投入口的盖、开关是用脚来控制，以免手接触垃圾，减少肝炎等疾病传播的机会。四是轴承自动开关式垃圾箱。该箱是在垃圾投入口的中间安装一轴承，然后将屋脊式盖板放于其上，并妥为固定，使盖板两边平衡。当倒垃圾时盖板倾斜，垃圾入箱后，盖板随之恢复平衡即可自动复位。其主要优点在于不用手直接接触盖，从而减少污染。五是升降式垃圾箱。该箱由动力、支架、箱体及运输车辆四部分组成，正常状态时呈半地下式，投入口为活动密封盖。清除垃圾时，接通动力电源，垃圾箱自动升起，将垃圾倒入车内，运出处理。该箱适用于驻大城市的机关、院校和医院等团体。

(3)无害处理莫小瞧：城镇的生活垃圾一般采取运出的方式，送垃圾场统一进行无害化处理。农村和驻偏远地区的单位自行处理时，一般采用两种方法。一是沼气发酵或堆肥发酵法，主要用于有机类垃圾，如粪便、厨余等。二是卫生填埋。填埋法安全卫生，成本低且有经济效益，填埋后的地域可进行绿化或建公园等。垃圾填埋要符合卫生学要求，如填埋场所在地应为主导风向的下风向，地下水流向的下游，离居住区 500 米以上；以防渗透的衬底，可铺以细砂和黏土压实或铺沥青，厚约 30 厘米以上；边填埋边压实，每倒一次垃圾盖一层约 15 厘米的土，最后盖 60～100 厘米厚的土压实；设排气管收集排出的有害气体用作能源，防止污染大气；设排水管收集渗出液，排放前监测其是否符合卫生学要求，最大限度地保护人类的生存环境。

(4)污染垃圾可焚烧：对带有肝炎病毒等污染性危害的垃圾，如医院用过的敷料、棉签、送验标本及实验动物尸体、某些医学科研机构的垃圾，应进行就地焚烧处理，这是杀灭垃圾中病原体最迅速最彻底的方法。焚烧地点应远离病房、食堂和水源。最好靠近锅炉，将焚化炉烟囱合并于锅炉烟囱中，或加高焚化炉烟囱，以减少对大气的污染。

(5)管理措施落实好：要加强对垃圾箱的卫生管理，防止污染环境而导致肝炎等传染病的传播。一是建立健全垃圾管理和垃圾清运制度，责任落实到单位或个人；二是垃圾入箱，随即加盖，禁止随地乱倒垃圾或将垃圾倒在垃圾箱外；三是及时清运垃圾，每周 2～3 次；四是清除的垃圾要妥善处理，使之达到无害化要求，或送到当地环卫部门指定的存放地点集中处理；五是夏秋季节每周 2～3 次对垃圾箱及周围地面喷洒消毒、杀虫药物，预防肝炎等传染病的传播。

8. 科学隔离预防法
——防止传播查疫情

(1)急性患者要隔离:急性肝炎患者具有较强的传染性,稍不注意,可能会引起社会上的传播和流行。因此,凡条件允许者,应一律住院进行严格的隔离治疗。因经济困难等原因无法住院时,应采取社会救助措施并实行行政干预手段,安排病人住院,严禁滞留院外流动而成为传染源,危害广大人民群众的健康。中外历史上肝炎大流行的教训警示着我们,决不能掉以轻心。只有铭记历史教训,做到前事不忘后事之师,才能预防肝炎疫情的发生,确保人民的健康。

(2)慢性病人莫消极:慢性乙型肝炎、丙型肝炎和丁型肝炎病人,由于体内含有肝炎病毒而具有传染性,特别是慢性肝炎的活动期,其传染性较强。因此,在家庭生活中,仍要以积极的态度采取隔离措施,做好预防工作。特别是慢性肝炎的病程较长,时好时发,时轻时重,迁延不愈,其预防之弦更不能放松,相对隔离措施更不能疏忽,日常工作和生活中的密切接触仍要采取防范措施,切实做好肝炎的预防,确保慢性肝炎患者周围人群的健康。

(3)健康带毒要注意:乙型肝炎病毒表面抗原阳性者,俗称健康带毒者,是乙型肝炎病毒慢性感染者,在我国有1亿多人,是一个庞大的群体。因此,在家庭生活和社会交往的密切接触中,往往防不胜防,故健康带毒者在家庭中和社会上不必进行严格的隔离，可采取相应的防范措施进行预防。健康带毒者要讲究个人卫生，树立卫生防病意识，增强社会公德，自觉维护自己和他人的健康。从而收到“心田种了花，就不易长草；心里有了善，就不易生恶”的效果。健康人群与乙肝表面抗原阳性者接触时，千万不要碍于面子而放松警惕，要采取相应的预防措施，明白“保护自己的健康，也是为了他人健康”的道理。

(4)早期隔离有意义：各型肝炎均有传染性，甲型肝炎和戊型肝炎主要通过消化道传播，乙型肝炎、丙型肝炎和丁型肝炎主要通过消化道以外的途径传播。因此，要根据其病毒类型、病期、传播途径来决定对病人的隔离和防范措施。甲型肝炎和戊型肝炎病人在发病的早期传染性很强，若能早期发现病人并实施消化道的隔离措施，对控制其传播具有十分重要的意义。乙型肝炎、丙型肝炎和丁型肝炎，由于发病比较隐匿，给早期隔离带来很大困难，故人们应坚持每年进行健康查体，特别是要查乙型肝炎五项指标和丙型肝炎抗体(抗-HCV)，以便早发现、早隔离、早治疗、早康复。

(5)隔离时间莫忽视：要根据各型肝炎的病程、病情和所从事的工作，确定隔离治疗的时间。在一般情况下，对急性甲型肝炎病人的隔离期限不应少于30天；对流行地区的疑似病人及密切接触者，要进行医学观察4～6周。对乙型肝炎、丙型肝炎和丁型肝炎病人的隔离期限，应根据病情而定，病情稳定后仍继续休息1～6个月。其要求是隔离至肝功能恢复正常，血中无病毒核酸等传染指标。托儿所、幼儿园等机构的密切接触者，应进行医学观察45天以上，方可恢复托幼工作或儿童入托入园。戊型肝炎病人在潜伏期末即有传染性，其隔离期限不应少于21天；对疑似病人及密切接触者，要进行医学观察6～9周，从而杜绝肝炎的传播。

(6)隔离措施要积极：肝炎病人在家庭中实施隔离治疗，往往因家庭成员缺乏消毒隔离知识，或者应用效果不确切的消毒药品，或者家庭住房条件受到限制等，达不到隔离目的而引起家庭中其他成员的交叉感染，故应尽量在专科医院进行隔离治疗。如果住院有困难，可向专科医院申请办理家庭病床，由专科医师上门指导隔离治疗。一是分开居住。家庭隔离最好让病人独居一室，与其他家庭成员分开，便于隔离消毒和治疗。乙型肝炎、丙型肝炎和丁型肝炎病人，如果不能分室，也要分床，尽量减少密切接触的机会。二是生活用品分开使用。肝炎病人的被褥、餐具、茶具、牙具、毛巾、脸盆等日常生活用品，要与家庭中其他成员严格分开使用，单独洗涤和存放，以免引起接触传播。三是要落实消毒措施。病人接触过的家具、门把手、开关等，要应用0.5%优氯净、3%氯亚明、2%过氧乙酸等喷雾消毒；病人接触过的钱币、衣服、卧具等生活用品，有条件时置于密封柜内，应用36%甲醛(福尔马林)按每立方米100毫升密闭熏蒸12～24小时，或者在日光下暴晒；病人用的餐具、茶具等可用2%过氧乙酸或3%漂白粉浸泡1小时，或者煮沸消毒20～30分钟；甲型肝炎和戊型肝炎患者的呕吐物、剩饭菜及粪便等，按五分之一量的漂白粉搅拌后放置2小时再倾倒；被乙型肝炎、丙型肝炎和丁型肝炎病人血液污染的物品，要用2%过氧乙酸浸泡或擦拭；家庭成员护理病人后，要落实消毒、洗手等措施。四是搞好免疫。肝炎病人家庭中的其他成员，要及时进行主动免疫和被动免疫，并定期检查肝功能、乙型肝炎五项指标和丙型肝炎抗体，以便及时采取防治措施。

(7)小儿入托有措施：托儿所、幼儿园等机构中聚集着较多的免疫功能不健全、自我防控能力较弱的小儿，容易遭受肝炎病毒的侵袭而患病。因此，甲型肝炎和戊型肝炎的流行期，要注意控制小儿的活动范围，对其进行相应的保护性隔离，并注射甲型肝炎疫苗。小儿感染上乙型肝炎病毒，常转变为健康带毒者，故入托入园前必须检测乙型肝炎病毒表面抗原，对表面抗原阳性的小儿，最好为他们单独指定托儿所、幼儿园。保育人员乙型肝炎病毒表面抗原阴性者，要注射乙型肝炎疫苗。凡不能指定单独托幼机构者，应在托儿所、幼儿园中单独设立乙型肝炎病毒表面抗原阳性的班进行适当隔离。目前，我国乙型肝炎疫苗的生产能力完全可以保证全国新生儿免疫。国家卫生部决定，自1992年1月起，对新生儿免费普种乙型肝炎疫苗，必将有助于从根本上解决乙型肝炎的预防问题。有人研究证实，对乙型肝炎易感的儿童进行乙型肝炎疫苗全程免疫后，基本上杜绝了易感儿童感染乙型肝炎病毒的可能性。也就是说，只要儿童全程注射过乙型肝炎疫苗，绝大多数具有保护作用，儿童也就不用分班入托入园了，也消除了儿童及其父母的心理压力和社会压力。

(8)入学就业做分析：乙型肝炎病毒的传播途径是多样化的，但不是经过呼吸道传播，只要成功地接种乙型肝炎疫苗，就能可靠地预防乙型肝炎病毒的感染。因此，乙型肝炎病毒表面抗原阳性者在学和就业时，没有必要将他们拒之门外。将众多的健康带毒者隔离起来是不可能做到的，关键是搞好预防工作。例如，乙型肝炎病毒表面抗原阳性者周围人群按程序免疫，日常接触中，讲究卫生，落实防范措施等。丙型肝炎病毒主要通过血源传播，故应严格筛选献血者，血源管理人员按操作规程工作等。为了防止肝炎的传播，乙型肝炎病毒表面抗原、e抗原和丙型肝炎抗体阳性者；不适宜从事做外科医师、妇产科医师、口腔科医师等职业，以免手术过程中医师的手指皮肤损伤，将带有肝炎病毒的血液污染病人的伤口，从而造成就医者感染肝炎病毒；不适宜从事托幼机构的保育员工作，以免不慎引起儿童之间传播；不适宜从事饮食服务行业，以免导致在顾客中流行；不适宜参军，以免造成在军人中传染，影响部队战斗力等。总之，肝炎病人及健康带毒者既不能在入学、就业等问题上过多地限制，又不能无选择地从事职业；人人都要遵守社会公德，善待别人，而厚待自己，给别人转身的机会，也为自己开辟腾飞的大道，保证中华民族繁衍昌盛。

(9)探视病人要适宜：病毒性肝炎是一种传染性疾

病，特别是乙型肝炎、丙型肝炎和丁型肝炎，目前还缺乏特效的治疗方法。因此，有的病人发病后出现精神抑郁，害怕家人和朋友厌弃，并担忧病情不易很快好转而影响个人的前途及今后生活，产生焦虑不安等情绪而加重病情，增加传染的机会。个别病人甚至迁怒于社会、家人和医务人员，不讲道德而随意闲散乱窜，引起周围人员的发病；也有的病人因病情较轻而盲目乐观，不好好休息与治疗，忙碌于工作、生活、学习和社会活动而导致传播等。因此，对肝炎病人要采取积极措施进行隔离治疗，使之尽早康复，减少传染的机会。一是探视病人送礼品，促进康复防传染。探视已经隔离治疗的肝炎病人时，应根据病人的具体情况，作具体分析，适当送一些营养品，促使其尽早康复，减少传染的机会。如果病人正处于肝炎的急性期，由于消化道的症状反应较重，食欲差，不宜进食高蛋白饮食，可适当送一些水果、蜂蜜等；如果肝炎病人处于恢复期，可送些鸡蛋、奶粉等，或征求医师的意见，适当送一些补品或保健品，如蜂王浆冻干粉、卵磷脂等，以滋补强身，促进肝细胞修复；对口干、盗汗、双眼干涩、手足心发热的肝炎病人，可送些枸杞子、龟鳖丸；贫血的肝炎病人可送胎盘类补品；怕冷气喘的肝炎病人，可送黄芪和虫草类补品。另外，无论送什么礼品，别忘了送些鲜花，以增加肝炎病人的生活情调，安心隔离治疗，防止因隔离不力引起传染。二是探视病人送知识，更新观念防传染。探视病人的同时，可送一些有关肝炎防治、隔离、预防传播的重要性及意义等方面的报纸、画册、杂志、音像制品等，让肝炎病人增强公共卫生观念，主动配合医师防治，以减少传播的机会。三是采取措施防护好，落实制度防传染。在病毒性肝炎隔离治疗过程中，经治医师要按照卫生防疫技术规范要求，落实消毒隔离措施，搞好自我防护，杜绝感染肝炎病毒的现象发生。家人在照料隔离治疗的肝炎病人时，要有针对性地保护自己，坚持洗手、分餐、分居和消毒等防范制度，防止陪护者发生感染等。

二、饮食营养预防十法

9. 控制烟酒预防法
——推杯换盏不可勤

(1)饮酒卫生古今谈:酿酒、饮酒在我国可谓源远流长。从山东龙山原始公社遗址出土的酒具高脚杯、酒壶看,古人早在四五千年前就开始酿酒和饮酒。汉代《淮南子》云:“清醠之美,始于耒耜。”即美酒创始于农业生产出现之时。甲骨文中还有各种各样的酒字,以表示酒的品行,可见商代酿酒技术已很发达。周朝《礼记·月令篇》对酿酒技术进行了总结。古人对饮酒卫生认识很深刻,认为少饮有益,多饮损寿。《黄帝内经》曰:“今人之不然也,以酒为浆,以妄为常,醉以入房,故半百而衰也。”元朝胡思慧《饮膳正要》载:“酒味甘辛,大热有毒,主行药势,杀百邪,通血脉,厚胃肠,消忧愁,少饮为佳,多饮伤神损寿,易人本性,其毒甚也。饮酒过度,丧生之源。”《本草纲目》道:“少饮则和血行气,壮神御风,消愁遣兴;痛饮则伤神耗血,损胃亡精,生痰动火。”充分阐明了酗酒之弊。若喜庆佳节亲人相聚,酒香飘自万人家之时,举杯邀明月,偶尔为之少饮以助兴，则无可厚非。倘若每日三餐酒伴饮，不可一日无此君，则可损寿毁年。特别是肝功能不正常或乙型肝炎病毒表面抗原阳性者，或在肝炎流行地域及肝炎流行期内，饮酒则可损伤肝脏，诱发肝炎发病。

（2）吸烟卫生今昔观：吸烟是16世纪中叶英王朝时，由美洲传到英国。在清朝乾隆年间（公元1736～1795年），传到了我国。目前，国内外已经试验证明，烟草中不仅含有烟碱（尼古丁），对心血管及孕妇有较大的危害性，而且含有大量多种类的有毒物质。在吸烟过程中产生的烟草焦油内，已知至少有1200多种化学成分，其中主要是各种不同的多环芳烃、酚类、酸类、醛类、酮类等，大都对人体健康有害。其中大部分有毒物质进入体内后，需经过肝脏解毒，容易加重肝脏负担，降低肝细胞抵御肝炎病毒侵袭的能力，引起肝炎发病。

（3）饮酒往往损伤肝：早在古希腊时期，人类已经知晓了饮酒与肝病发生的关系。长期大量饮酒，特别是饮烈性酒，可对肝脏造成直接损害。人饮酒后，少部分在胃内即被吸收，80%由十二指肠及空肠吸收，且吸收速度很快，饮酒后5分钟血液内就有酒精出现，但氧化排泄的速度却很慢。肝脏是酒精代谢的重要器官，摄入人体的酒精95%以上在肝脏内分解代谢。长期嗜酒可引起酒精中毒性肝炎等肝病，导致肝细胞浸润性炎症、变性、肝功能异常，甚至发生坏死等病变。有人调查研究证实，饮酒5年，平均每日摄入酒精量达40克以上，可引起慢性酒精性肝病；饮酒10年，60%的人可出现酒精性肝纤维化，

90%发生脂肪肝；饮酒14年以上，可发展成酒精性肝硬化。乙肝表面抗原阳性者长期饮酒，可进展为肝炎、肝硬化、肝癌。酒精的化学名称为乙醇，进入肝细胞后，在乙醇脱氢酶的作用下，氧化为乙醛，乙醛进而氧化为乙酸，乙酸氧化为二氧化碳和水，从而完成解毒任务。大量饮酒后，解毒工作的负担超过了肝细胞的承受能力，肝细胞超负荷运转时，乙醇和乙醛在肝脏内大量堆积，使肝细胞代谢发生障碍，抑制蛋白质和重要去脂质（如甲硫氨酸、胆碱等）的合成，干扰了肝脏的正常功能，导致脂肪在肝细胞内蓄积而形成脂肪肝。过多的乙醇和乙醛共同损伤肝细胞的能源供应站——线粒体，破坏肝细胞的结构，引起肝细胞的炎症性浸润，形成肝炎，甚至纤维化或硬化。

(4)过量饮酒致肝炎：酒精性肝炎是指乙醇引起的肝炎。我国的酒文化历史悠久，历代的酒圣、酒仙、酒鬼不胜枚举。有人统计证实，酗酒者有20%的人发生酒精性肝炎，可见其危害之大。其原因是平时有饮酒习惯，因某种应酬突然大量饮酒而引起伴有黄疸的急性肝损害，出现恶心、呕吐、食欲不振、全身乏力、腹痛、腹泻、体重减轻、上肢颤抖、行动异常、昏睡、意识障碍，甚至死亡。实验室检查血清γ-谷氨酰转肽酶（γ-GT）、丙氨酸氨基转移酶（ALT）升高，线粒体内天门冬氨酸氨基转移酶（AST）异常，AST/ALT比值大于2。酒精性肝炎严重地危害着人们的健康，影响了人们的工作、学习和生活质量。

(5)促发因素四方面：明确了酒精性肝炎的促发因素，对预防其发病具有重要意义。酒精性肝炎的促发因素主要有四个方面。

①长期饮酒量不减。长期饮用高度白酒，且量比较大，使肝细胞始终处于高负荷状态，久而久之，损害肝细胞功能，导致酒精性肝炎的发生。

②喜饮寡酒更伤肝。在营养充足的条件下，少量饮酒不会引起明显的肝细胞损伤。但有的人喜欢饮“寡酒”，即光喝酒，不吃菜肴，使蛋白质等营养素缺乏，常常是酒精性肝炎的重要诱发因素之一。医学专家研究证实，在有充足蛋白质饮食的条件下饮酒(如丰富的肉类食物)，比在没有蛋白质条件饮酒，发生酒精性肝炎的可能性相对较小。

③肝炎病毒易感染。健康带毒者对酒精的敏感性增高，肝炎病毒与酒精可共同加重对肝脏的损害而导致酒精性肝炎。研究认为，长期饮酒可增加对肝炎病毒感染的敏感性，比不饮酒者更容易发生病毒性肝炎。

④遗传因素也有关。在酒宴上常可见到这样一种现象，有的人一杯淡酒下肚，则“满脸红霞飞无边”；有的人半瓶烈性白酒咽下，仍然“面不改色”，说明人体对酒精的代谢存在着个体差异。有人对双胞胎进行了研究，孪生子对饮酒的嗜好是一致的，进一步提示酒精性肝炎具有一定的遗传性。

(6)戒酒戒烟不容缓：目前，市售酒类含酒精成分各有不同，如啤酒含酒精浓度为3%～6%，绍兴酒含10%～15%，葡萄酒含10%～20%，五加皮酒含17%～40%，白酒含34%～65%，威士忌酒含47%～53%，白兰地含

48%～54%等。酒精浓度越高，对肝脏损害越大。饮酒还阻碍氨基酸、叶酸和维生素 B_6、维生素 B_{12} 等营养物质的吸收，使酒精代谢所需要的各种酶活性降低，分泌量减少，影响肝脏对酒精的解毒能力。若饮酒同时吸烟，更增加对肝细胞的毒性作用。因此，健康人应避免酗酒，尽量戒烟；肝炎患者应戒烟戒酒，且刻不容缓。健康带毒者应慎饮酒，慎吸烟，每天可饮半瓶啤酒，最好分 2 次饮用。曾有人报道，一名酒精性肝炎病人系因一次喝 7 瓶啤酒而致。参加宴会应酬而饮酒时，可先吃些豆腐、豆腐干、花生及肉蛋类食品，以减慢酒精的吸收速度，减轻酒精对肝脏的损伤程度，预防酒精性肝炎的发生。

(7)酒精撤除逐次减：酒精依赖者罹患酒精性肝炎后，其饮酒量宜在 1 周内逐次减少，以防止发生幻觉、惊厥、谵妄、震颤、记忆和认知损害、恶心、呕吐、流涎、出汗、心动过速、发热等酒精撤除综合征。一是药物预防措施。及早应用镇静剂，如安定、氟哌啶醇、冬眠灵等。二是肝纤维化预防措施。适量应用干扰素、秋水仙碱、卵磷脂、中药等，有助于预防肝纤维化和消除酒精性肝炎的药物。三是营养预防措施。给予高蛋白、高维生素、高热能饮食，严格控制脂肪摄入，补充 B 族维生素等。已明确诊断的酒精性肝炎患者，每天应给予 12 540 千焦热能，其中蛋白质至少 100 克，以改善营养状况，预防其病情进一步发展。

10. 分餐制预防法
——落实分餐病不侵

(1)广泛关注分餐制：病毒性肝炎特别是甲型肝炎和戊型肝炎，是通过粪-口传播途径传播的。因此，实行分餐制，特别是大型聚会场合推行分餐，能最大限度地减少肝炎传播的机会。20 世纪 80 年代，原商业部曾提出过“高档宴席实行分餐制”的要求。2003 年 5 月 20 日，中国烹饪协会发布《分餐制经营服务规范》标准，提出餐饮业分餐制的定义、形式和规范要求；当年 5 月 27 日，中国饭店协会发布《餐饮业分餐制设施条件与服务规范》；当年 6 月 1 日，中国商业联合会召开了“分餐研讨会”，认为应大力提倡分餐。有人调查证实，实行分餐制可以预防肝炎交叉感染的机会，并使各种疾病的感染率由合餐制的 42%降低为 17%；减少餐饮浪费现象，使全国餐饮业节约粮食和农副产品约 100 亿元。由此可见，落实分餐制势在必行而“好向源头通曲水，再从天外看奇峰”。

(2)分餐标准要落实：《餐饮业分餐制设施条件与服务规范》将分餐制标准分为三个部分。一是设施条件。餐饮企业营业面积超过 300 平方米，可接待 100 人以上筵席的，必须严格实行分餐制；小于 300 平方米的餐饮企业应积极采用分餐制的用餐方式。二是服务规范。餐饮服务人员要进行分餐制培训，高档筵席应实行服务员分餐制；婚宴、旅游团餐、零点等一般筵席，应采取一菜一公筷、一公勺和一人一个盘的用餐方法；会议用餐实行自助餐和公筷、公勺用餐方式；快餐和送餐等均应一人一份。三是卫生要求。所有食品必须在保证卫生的条件下采购、验收、储存和出售，其设备必须按规定进行消毒，餐饮业服务人员必须养成按卫生规范工作的习惯而“古人饮此水，一杯怀千金”。

(3)实行分餐莫消极：自古以来，我国习惯共同进食的“合餐”，互相夹菜以示礼让，随着人们生活水平的提高和肝炎预防问题的凸显而开始移风易俗，逐步实行分餐制。一是厨师分餐。在厨房将制作的饭菜按每客一份分配，由服务员送给每位就餐者。二是服务员分餐。由餐饮服务员在餐台将饭菜分配给每位就餐者。三是就餐者自行就餐。就餐者通过使用公筷、公勺等公用餐具分取饭菜，再用各自的餐具进食，这也包括在家庭中用餐。四是自助餐或套餐等。了解了分餐制的方法，可根据实际情况进行分餐就餐，预防肝炎的传播。

(4)落实分餐靠自己：实行分餐制是走向进步、健康、文明、卫生的一个标志。因此，要本着“明确规范，加强督导，区别对待，分类指导”的原则对待分餐制；餐饮企业为每位就餐者提供符合卫生要求的单独餐具，包括筷子、餐勺、餐碟、餐碗等；每个餐桌配备区别就餐者餐具的公用餐具等。从目前情况看，实行公筷、公勺制是最简单易行的健康饮食方法。但改变传统的饮食方式和习惯不是一蹴而就的事，应该加大宣传力度，提高人们的健康文明意识，增强分餐的自觉性，养成良好的分餐习惯，做好病毒性肝炎的预防工作。

(5)解决问题靠重视:要在社会上全面推行分餐制,还有很多问题需要认真加以解决。一是增加了成本投入。餐饮企业实行分餐制,碗、碟、筷、勺等餐具增加,过去1桌10人宴席的合餐制,一人一碟基本不用换,只需10个小碟;实行分餐制则需要100个小碟,餐具需要量增加了数倍;用过的餐具要及时清洗消毒,增加了水电用量。二是增加了工作量。实行分餐制必须增加服务员数量,过去1个雅间需要1名服务员,实行分餐制要不停地更换餐具,至少需要2名;原先1个大厅服务员能照顾3桌,实行分餐制最多只能照顾2桌。新增加的服务员工资及培训费等,也是一笔不小的开支。厨师的工作量也随之增大,由过去的为每桌制作菜肴改变成为每个人制作,使菜的造型和烹饪有利于小份分装,且要保持小份的造型和美感,给厨师的工作增加了难度;厨房的设置和厨师的分工等,也要做相应的调整。三是增加了消费金额。有人调查分析认为,如果长期实行西式分餐制,其价格必须上调30%才能维持现有利润;如果按现在的方式由服务员在上菜前或在餐桌上分盘,菜肴价格也要上涨5%~10%。由此看来,实行分餐制任重道远,餐饮经营人员及就餐者必须高度重视,想方设法解决分餐带来的新问题。

(6)改变观念做分析:传统的饮食习惯已有几千年的历史,要想马上改掉谈何容易,故必须改变在饮食方面不正确的认识和做法。一是食物过于平均,用餐速度加快。上菜后服务员将其分成小份发给用餐者,用餐者不得不加快速度用餐，为下道菜腾地方，就餐者认为缩短了就餐时间，影响了沟通交流。二是公筷私用，排队夹菜。由于人们卫生意识差，往往公筷形同虚设，有时不知不觉地成为私用，认为用公筷麻烦；自助餐公筷数量不够时，排队夹菜嫌耽误时间。三是气氛冷清，认为关系疏远。不少人吃饭讲究气氛，觉得合餐制是一种情感交流的方式，大家坐在一起，通过敬酒夹菜、推杯换盏来联络感情，协调人际关系；或谈生意，切磋事宜，沟通思想等。一家人就餐分餐没有必要，从而产生抵触情绪。四是认为弱化了中餐的特色。中餐讲究色、香、味、形俱佳，实行分餐则破坏了这些特点。因此，必须改变根深蒂固的饮食习惯，推行符合卫生要求的分餐制，控制肝炎的传播。

(7)实行分餐是趋势：饮食方式的进步是人类最根本的进步之一，分餐制是值得大力提倡的现代文明的就餐方式。早在战国时期，已经实行过分餐制。进餐时皆席地而坐，各人席前置放几案，案上摆放食品，分别据案而食之，食物互不混杂。到了唐代，随着高桌大椅的出现和使用，引起了就餐方式的变化，但每个人的食物仍然是分开的。直到明朝，众人围桌而坐，气氛热烈的合餐制取代了席地而坐的分食制，并逐步产生了长幼尊卑，主宾陪副的餐桌文化。由此可见，饮食习惯是可以培养和改变的，大力推行分餐制势在必行，是一定历史条件下的产物，可以预防肝炎的传播。

(8)商家经营有商机：对餐饮企业经营者来说，虽然分餐制会增加一些成本，但以市场为导向的经营理念，会使企业自觉按照市场需求转变经营方式。如果消费者为了预防肝炎、保障健康而具有分餐的意识，则餐饮业自然会根据就餐者要求实行分餐，不实行分餐的餐饮企业就会没有市场，相信没有哪家餐饮业因成本提高而关门歇业。因此，成本提高不是分餐制的障碍，更不是难落实的借口，只要充分认识分餐制的重要意义，就能自觉落实分餐制，预防肝炎的发生。

(9)实行分餐强意识：合餐制是病毒性肝炎传播的温床，是落后且有待改变的饮食习惯，决不能因为分餐有难度就回避。在人们越来越关注健康的今天，分餐制的实行只是时间问题，而不是能否实行的问题，消费者卫生意识的增强，会推动分餐制的尽快落实。在新加坡，华人吃中餐使用公筷、公勺已成为生活习惯，关键是要增强预防肝炎的观念。因此，要把推行分餐制作为爱国卫生运动和肝炎防治体系的组成部分，消费者、舆论和政府共同努力，大力开展卫生宣传活动，从孩子抓起，从小培养卫生意识，使分餐制尽早走入寻常百姓家。

(10)国外分餐平常事：分餐制在国外是非常平常的事，到了餐桌前各人吃各人的，调料随意加，饮料随便喝，前后两道菜不混吃，在分餐饮食过程中体现了一种相对宽松和平等交流的气氛。法国的就餐方式是由客人在大菜盘中自取，或者由服务员分发；美国的就餐方式是把盛好菜的盘子送到客人面前；日本的就餐方式是无论在家中还是宴会，都是一人一份饭菜，一只大漆盒内有许多小碗、小碟和小盒，每样食物只有很少一点。由此可见，我国传统的合餐制就餐方式亟待改革，以预防肝炎，保证人民的健康。

11. 食物养肝预防法
——讲究适宜绽玉春

(1)食物养肝讲究宜：恰当地食用养护肝脏的食物，对预防肝炎及促进肝炎康复具有较好的作用，也是一项积极的防治措施。特别是在肝炎流行期间及高发地区，以及对于健康带毒者，饮食合理有助于肝脏正常功能的发挥，防止肝细胞损伤。一是饮食宜清淡。烧烤油炸、腌制咸菜等及高脂肪食物易增加肝脏负担，故不宜多食；应坚持饮食清淡，多进食新鲜蔬菜和水果。二是宜食优质蛋白质。蛋白质是维持人体生命活动最重要的营养素之一，可提供体内所需的多种氨基酸。因此，进食优质蛋白质和营养价值较高的食物，有利于肝细胞的代谢、解毒、再生和修复。三是宜补充微量元素。适量食用含锌、锰、硒等微量元素和钙、磷、铁等无机盐丰富的食物，有利于肝脏保持正常功能而“林泉秋月鹿鸣幽谷，田野春风燕逐行云”。

(2)养肝谷类强身体

①良谷绿豆养护肝。绿豆性凉，味甘，有清热、解毒、利水的作用。《本草求真》云：“服此性善解毒。”李时珍称赞其为“真济世之良谷也。”绿豆具有保护肝脏的功效，可用于预防甲型肝炎。宜单用绿豆煎水当饮料，亦可与粳

米或黑米同煮为粥食之。

②芝麻润肠可补肝。芝麻性平,味甘,有补肝、益寿、强体的作用。《抱朴子》云:"胡麻取油,以白者为胜,服食以黑者为良。"可用于补肝、润肠、养发、强壮身体和抗衰老。适用于烹制菜肴,特别是凉拌菜时的作料。

③麦芽宽中能益肝。麦芽性凉,味甘,有益气益肝、宽中化食的作用。《本草疏经》云:"佐粳米同食,益气补中,实五脏,厚胃肠之切。"可用于肝炎的预防和急慢性肝炎的治疗。宜用大麦芽煎水代茶饮,或大麦芽磨粉与白糖煎成甜茶饮用,或与粳米熬粥食之。

④食赤小豆清利肝。赤小豆性平,味甘、酸,有利水除湿、消肿健脾的作用。《食疗本草》云:"甚至脚气及大腹水肿。"可用于肝炎的预防和治疗。宜用赤小豆与粳米煮粥食之。

⑤玉米须煎助于肝。玉米须性平,味甘,有利尿利胆、清热消肿的作用。《现代实用中药》云:"为肝炎、黄疸有效药。"可用于防治病毒性肝炎。宜与赤小豆水煎服或单味煎水代茶饮之。

(3)肉类食物辨证食

①田螺清热利水湿。田螺性大凉,味甘、咸,有清热、利水、退黄疸的作用。《本草纲目》云:"利湿热,治黄疸。"可用于防治黄疸性肝炎。将田螺养于清水中漂去泥,取其肉,炖汤饮之。

②螺蛳退黄清热湿。螺蛳性寒,味甘,有清热利水的作用。《本草汇言》云:"消黄疸,清火眼。"可用于防治黄

疸型肝炎。宜取其肉,煮汁饮之。

③防治黄疸用蛤蜊。蛤蜊性寒,味咸,有滋阴利水的作用。《泉州本草》云:"主治黄疸,小便不利。"可用于防治黄疸型肝炎。宜用其肉熬汤喝。

④泥鳅保肝虚汗止。泥鳅性平,味甘,有祛湿补中的作用。《黑龙江医药》载:"泥鳅对肝功能的恢复较一般保肝药物快。"可用于防治病毒性肝炎。宜用泥鳅炖豆腐食之;或取活泥鳅放清水中养1天,然后放入100℃干燥箱烘干,取出研粉。每服10克,每日3次。防治肝炎。

⑤鲤鱼利水能补宜。鲤鱼性平,味甘,有利水滋补的作用。《别录》云:"鲤鱼,主黄疸。"可用于防治黄疸型肝炎。鲤鱼去内脏和鳞,清炖食之;或去内脏不去鳞,放火中煨熟。分次食用。

⑥海参性温精血益。海参性温,味咸,有滋阴、养血、益精的作用。《五杂俎》云:"其性温补,足敌人参。"可用于防治病毒性肝炎。将海参泡发后,煨至极烂。食肉,喝汤以补之。

⑦鲫鱼利水可补脾。鲫鱼性温,味甘,有补脾、益气、益肝和利水的作用。《医林纂要》云:"能行水而不燥,能补脾而不濡。"可用于防治病毒性肝炎。宜炖汤饮之,或与赤小豆、冬瓜共煨3～5小时,食之。

⑧蜂乳防病强身体。蜂乳又称蜂王浆,性平,味甘酸,有益肝、滋补、强体、健脾的作用。有报道,将蜂乳配成1%王浆蜂蜜口服液(由蜂乳与蜂蜜调和而成),每次5～20克,每日2次,能增强人体对肝炎病毒的抵抗力,促

进肝细胞的再生修复能力，调整内分泌和新陈代谢，增强人体的免疫功能，故可用于防治病毒性肝炎。

⑨鸭肉益肝可随息。鸭肉性凉，味甘、咸，有滋阴、补虚、益肝、利水的作用。《随息居饮食谱》云："滋五脏之阴，清虚劳之热，补血行水，养胃生津。"可用于病毒性肝炎的防治。将鸭去毛及内脏，慢火炖煮。食肉，喝汤。防治肝炎。

(4)巧选蔬菜防肝疾

①金花菜清热利疸。金花菜俗称苜蓿，性平，味苦，有清湿、退黄疸的作用。《唐本草》云："主热病烦满，目黄赤，小便黄。"可用于防治黄疸型肝炎。取其根25～50克，煎水，每日2～3次饮之。防治肝炎。

②冬瓜解毒要吃鲜。冬瓜性凉，味甘、淡，有利尿、清热、解毒的作用。唐·孟诜曰："热者食之佳。"可用于防治黄疸型肝炎。取鲜冬瓜不限量，随意煨汤食之。防治肝炎。

③茭白解毒利二便。茭白性凉，味甘，有解热毒、利二便的作用。《本草拾遗》云："茭白，去烦热，除目黄，利大小便。"可用于黄疸性肝炎的防治。取鲜茭白30～60克，水煎饮之。防治肝炎。

④荸荠清热性甘寒。荸荠性寒，味甘，有清热、利水的作用。《本草汇编》云："饭后宜食之。"可用于黄疸型肝炎的防治。民间常用荸荠200克，打碎后煎茶，频饮之。

⑤茄子清热肝肠宽。茄子性凉，味甘，有清热、宽肠、退黄疸的作用。资料报道，茄子与米同煮粥食。可防治

黄疸型肝炎。

⑥水芹菜清热平肝。水芹菜性凉，味辛，有平肝、清热、利水的作用。《千金·食治》云："治黄病。"可用于防治黄疸型肝炎。取水芹菜，洗净，晾透，生捣绞汁，冷服之，防治肝炎。

⑦芜菁解毒消痞满。芜菁俗称大头菜，性平，味苦、辛、甘，有利湿、解毒、清热的作用。《食疗本草》云："下气，治黄疸，利小便。"可用于防治黄疸型肝炎，以加强肝脏的功能。其叶做菜食用；其子研末，开水调服，每次服6～10克，肝炎流行期内可食之。

⑧莼菜清热黄疸减。莼菜性寒，味甘，有清热、解毒、利水的作用。《中药大辞典》云："治黄疸。"《日华子本草》曰："治热疸。"可用于防治黄疸型肝炎。资料显示，食之颇宜而解热毒，利水防肝炎。

⑨鱼腥草味辛，性寒。鱼腥草又名蕺菜，性寒，味辛，有清热、解毒、利尿的作用。《食物中药与便方》云："防治黄疸发热。"可用于防治黄疸型肝炎。取鱼腥草150～300克，水煎，温服。其效颇佳。

⑩番茄可以防肝炎。番茄俗称西红柿，性微寒，味甘酸，有生津、止渴、消食的作用。番茄富含维生素，乃保健佳品，可用于防治病毒性肝炎。宜生食之。

⑪黄瓜解酒味更甘。黄瓜性凉，味甘，有清热、利尿的作用。《陆川本草》云："治热病身热。"黄瓜中含有多种氨基酸，对肝脏有保护作用，可用于防治酒精性肝炎。黄瓜宜生食之。

⑫蘑菇药用传民间。蘑菇性平，味甘，有益肝肠、理气的作用。蘑菇含维生素A、维生素B_1、维生素B_2、维生素B_6、维生素C、维生素D、维生素E、维生素K及泛酸、生物素、叶酸，对病毒性肝炎的防治颇有效果。烹炒或煨汤食之。

⑬吃萝卜细嚼慢咽。萝卜生者性凉，味甘、辛；熟者性温，味甘，有清热、利尿、解酒毒的作用。研究资料证实，萝卜中含有双链核糖核酸。这种核糖核酸与自然界中的其他核糖核酸不同，不易被人体的消化酶分解，进入人体后能刺激细胞产生干扰素诱生剂，从而产生干扰素，对于提高机体的免疫力，抑制乙肝病毒复制，预防肝炎和肝癌的发生具有重要意义。萝卜中的双链核糖核酸煮后即被破坏，故宜生吃。一般每日或隔日生吃100～150克，吃时应细嚼，双链核糖核酸容易释放，吃后半小时内不吃其他食物，以保证有效成分不被稀释。萝卜有解酒之功效，故可预防酒精性肝炎。

⑭海带清热并软坚。海带性寒，味咸，有清热、软坚的作用。《玉楸药解》云："清热软坚，化痰利水。"可用于防治病毒性肝炎。研究证明，从海带中提取的F-岩藻多糖能增强肝细胞的新陈代谢，日常生活中可多吃一些海带。

(5)其他食品适量吃

①预防肝炎巧用醋。醋性温，味苦、酸，有解毒、散瘀的作用。《本草备要》云："醋散瘀，解毒，消食。"可用于肝炎的防治。食用醋时宜少不宜多，如每次10毫升，每日3

次;或晨起取蜂蜜10克,醋10毫升,温水冲饮。

②花椒辛温寒湿除。花椒性温,味辛,有温中、散寒、除湿的作用。《别录》云:“除六腑寒冷,疗黄疸。”可用于黄疸型肝炎的防治。常将花椒用于烹调时的作料或中药配方应用。

③味精镇静肝气疏。味精性平,味酸,有镇静情绪、保护肝脏的作用。味精的主要成分是谷氨酸钠,经胃肠道吸收,能改善和保护肝脏功能,故可用于防治病毒性肝炎。味精是食物的调味剂,能给植物性食物以鲜味,给肉类食物以香味,是家庭中不可缺少的调味佳品。使用味精时应在烹调的菜肴出锅前加入,不可过早,以免失去营养价值。每日食入的味精不可超过6克,以免产生不良反应。

(6)食物养肝讲实际:养肝护肝食物繁多,不胜枚举,如薏苡仁、白扁豆、马齿苋、金针菜、马兰头、番薯等,都具有防治黄疸型肝炎的作用。芽甘蓝、青鱼、鲢鱼、藕粉、紫菜、木耳、蹄筋、蚌肉、牛肉、兔肉等,也具有防治病毒性肝炎的作用。在日常生活中,可针对肝炎的易发季节、流行地域,根据当地的饮食习惯和食物品种的结构等实际情况,合理地选择食之,作为预防肝炎的辅助措施,不可千篇一律地要求。总之,食物养肝要以达到预防肝炎的目的为原则。

12. 选食瓜果预防法
——巧食瓜果疗病根

(1)选食原则不可忘:根据实际情况适当选食瓜果,

有利于预防病毒性肝炎，并促进肝炎病人的康复，但在选食时应注意把握六个原则。一是选食瓜果要适量。食用水果过多，会加重消化道的负担，甚至诱发疾病，如吃橘子过多容易上火，引起咽喉肿痛、声音嘶哑；吃梨过多，易伤脾胃；吃柿子过多，大便秘结；吃荔枝过多，会出现四肢冰冷、无力、多汗、腹痛、腹泻等。二是选食瓜果要新鲜。新鲜水果中含有大量的维生素C，可增加营养，保护肝脏；腐败的水果会产生有害有毒物质，加重肝脏负担，损害肝脏功能。三是选食瓜果要熟透。太生的水果对胃肠道有刺激作用，影响消化功能，有害人体健康。像未熟的葡萄、苹果中含有较多的酸类物质，未熟的梅子、杏子、李子等所含草酸、安息香酸等成分，在人体内不易被完全氧化。四是选食瓜果要细嚼。细嚼慢咽有利于消化吸收，在人体内充分发挥作用。五是选食水果要适宜。若为预防肝炎或一般的肝炎病人，可选食性味甘、平、凉的瓜果，如西瓜、苹果、葡萄、柑橘、橙子、梨、椰子、橄榄、石榴等。脾胃虚寒泄泻者，宜选食龙眼肉、荔枝、山楂、大枣等。不宜吃香蕉、柿子、甘蔗、桑椹等。单纯脾胃虚寒者，冬天吃水果时最好去皮后用开水温一下。肝气郁结者，宜选食金橘、橘饼等。六是选食水果要洗净。由于水果上常有残留农药和催化剂，对人体健康有害，因此吃时一定要洗净，削皮。冬天吃水果宜温食之。

(2)瓜果琳琅觉味香

①西瓜天然白虎汤。西瓜性寒，味甘淡，有清热、解毒，利小便的作用。《滇南本草》云："治一切热症。"《饮膳

正要》曰:“解酒毒。”《本经逢源》语:“解热病大渴,故有天生白虎汤之称。”可用于黄疸型肝炎、酒精性肝炎的预防。将西瓜洗净,切开食之,或每次饮西瓜汁1碗,每日2～3次。

②梨子微酸内含糖。梨子性凉,味甘、微酸,有清热解毒、生津解酒的作用。《本草衍义》云:“惟病酒烦渴人,食之甚佳。”《本草纲目》曰:“解酒毒。”可用于黄疸型肝炎、酒精性肝炎的预防。将梨洗净,切片,浸入米醋中,每次吃2个,每日3次。

③猕猴桃可解阳黄。猕猴桃性寒,味甘、酸,有清热、生津、安肝的作用。《食经》云:“和中安肝,主黄疸,消酒。”可用于黄疸型肝炎、酒精性肝炎的预防。常洗净后去皮,直接食之。

④山楂色艳诱人尝。山楂性微温,味酸、甘,有开胃消食、退黄疸的作用。资料证实,山楂浸水饮,可预防黄疸型肝炎。取单味山楂肉,开始1～2日内每日用量为60克,第三天开始减少,用开水浸泡饮之。

⑤红枣色红绽清光。大枣性温,味甘,有益气补肝、健脾和胃的作用。《本草纲目》云:“枣为脾之果,脾病宜食之。”药理实验证明,大枣有保护肝脏的功效。有报道,大枣是一种药食兼用之品,营养价值很高,富含维生素C,每100克鲜枣中含量高达400～600毫克,冠百果之首,故有“天然维生素丸”之美称。大枣还含有胡萝卜素、核黄素、钙、磷、铁等营养素。食用大枣,可促进肝脏合成白蛋白,调整白蛋白与球蛋白的比例并纠正其倒置,减少其他

药物对肝脏的损害。因此,可用于病毒性肝炎的预防。大枣可生吃、干吃、煮吃、泡茶饮、煮粥食等。或者大枣、花生、冰糖各50克,煎汤饮之,效果较佳。可保护肝脏功能。

⑥李子清肝养肝忙。李子性平,味酸、甘,有清热、生津、利水的作用。《千金·食治》云:"肝病宜食。"《泉州本草》曰:"清湿热,解邪毒。"李子肉含较多的营养素,每100克鲜李子含糖8.8克,脂肪0.25克,蛋白质0.5克,还含有丰富的钙、磷及维生素B_1、维生素C等,具有养肝护肝之功效。李子宜洗净,生食之。

⑦佛手柑疏肝气爽。佛手柑性温,味辛、苦、酸,有疏肝理气的作用。《本草便读》云:"佛手,功专理气快膈,惟肝脾气滞者宜之。"《本草再新》曰:"治气疏肝。"可用于预防肝气不舒等所致的肝炎。宜生食佛手柑或取适量煎水饮之。

⑧桑椹补肝和润肠。桑椹性寒,味甘,有补肝、益肾、滋阴、养血、解酒毒的作用。《滇南本草》云:"桑椹益肾补肝。"可预防病毒性肝炎、酒精性肝炎。桑椹以熟透色黑而味纯甘者为好。采摘后洗净,用白糖拌食,或将熟桑椹以布滤取其汁,瓷器熬制成膏,收之内服。

⑨葡萄玲珑不妄想。葡萄性平,味酸、甘,有补气养肝、利水消肿的作用。《随息居饮食谱》云:"补气、滋肾液,益肝阴。"《神农本草》曰:"益气倍力。"可防治病毒性肝炎。葡萄可鲜食,亦可阴干后吃葡萄干,以达益肝强体之目的。

⑩橄榄解毒此为上。橄榄性平，味酸、甘，有消毒、解鱼毒的作用。《滇南本草》云：“解湿热，解鱼毒、解酒积滞。”可用于预防酒精性肝炎、中毒性肝炎。或嚼食，或煮汁饮之，以缓解酒精、鱼毒对肝脏的损伤。

⑪苦瓜味苦莫遗忘。青苦瓜性寒，味苦；熟苦瓜性平，味甘，有养血滋肝、益脾补肾的作用。《随息居饮食谱》云：“青则涤热，明目清心。熟则养血滋肝，润脾补肾。”可用于病毒性肝炎的预防。研究证实，苦瓜中含有丰富的维生素A原、B族维生素、维生素C和铁、蛋白质、糖类、脂肪、钙、磷、果胶、苦瓜苷、多种氨基酸等，能增强肝细胞的免疫能力。苦瓜可生食，亦可熟吃。

(3)预防肝炎保健康：各地的瓜果琳琅满目，在预防病毒性肝炎方面各有所长。因此，要根据肝炎的流行特点，结合当地瓜果品种的分布情况，适当选择食之，作为肝炎预防的辅助措施，从点滴做起，防止肝炎的发病，提高健康水平。

13. 控制相关食物预防法——日常饮食要谨慎

(1)膳食结构有禁忌：在日常饮食中，要根据自己的健康状况选择食物，了解饮食宜忌，针对个体差异进行合理调配，管好自己的嘴，保证健康。特别是肝功能有轻度异常的人和健康带毒者，更应该注意膳食结构的禁忌，增强饮食的针对性和安全性，防止病情进一步发展演变成病毒性肝炎。

(2)相关食物做分析

①胡椒辛热可走气。胡椒性热,味辛。《本草纲目》云:"胡椒,大辛热,纯阳之物。辛走气,热助火,此物气味俱厚。"《随息居饮食谱》曰:"多食动火燥液,耗气伤阴。"这对于乙型肝炎病毒表面抗原阳性和肝功能异常者极为有害,故切不可食,以免加重病情,助长湿热之邪。

②龙眼过食能助湿。龙眼肉性温,味甘。《本草汇言》云:"甘温而润,恐有滞气。"龙眼肉滋腻助热,不利于湿热之邪的排泄,故肝功能有异常且黄疸指数高的人,尤其不能食用,以免加重病情而诱发肝炎。

③鹅肉多食发痼疾。鹅肉性平,味甘,民间视为大发之物。唐·孟诜云:"多食令人发痼疾。"《中药大辞典》曰:"湿热内蕴者勿食。"多食鹅肉对预防肝炎弊多利少,对肝功能已有异常或健康带毒者则有弊无利,因其可助湿生热,加重病情,故应忌食。

④羊肉味美宿热忌。羊肉性温,味甘。《金匮要略》云:"有宿热者不可食之。"《随息居饮食谱》曰:"疸病均忌。"因此,肝功能异常或健康带毒者不可过食,过食则内助湿热,熏蒸肝胆,不利于肝炎的预防。

⑤鸡肉肥腻易壅滞。鸡肉性温,味甘。《医林纂要》云:"肥腻壅滞,有外邪者皆忌食之。"清·王孟英曰:"疸症忌之。"因此,多食则助肝胆湿热内蒸,肝气不疏而滞,易伤及肝脏,故不可多食。

⑥多食醍醐不适宜。醍醐性平,味甘,为牛乳制成的

食用脂肪。《随息居饮食谱》云:“中虚湿盛者均忌之。”醍醐滋腻养阴,不利于湿邪排泄,故肝功能异常和健康带毒者皆不宜食,以防诱发肝炎。

⑦蚶肉味鲜勿多食。蚶肉即毛蛤,性温,味甘。《随息居饮食谱》云:“多食壅气,湿热盛者忌之。”因此,湿热内蕴肝胆者忌食,肝功能异常或健康带毒者慎用。

⑧白酒伤肝肝病罹。白酒性温,味甘、苦、辛。《本草纲目》云:“烧酒纯阳毒物。”民间有饮酒伤肝之说,故饮酒不利于肝炎的预防。

⑨人参温热助火提。人参性温,味甘、微苦。研究证明,人参为温热性强壮品,有助热上火、耗阴动血之弊。肝功能异常或健康带毒者不宜服用,因其补而无益,反致加重病情。

⑩南瓜可致气机闭。南瓜性温,味甘,为甘温益气之物。《本草纲目》云:“多食发黄疸。”因此,过食南瓜有阻遏气机之弊,不利于肝炎的预防。

⑪肥猪肉膘滋黏腻。猪肥肉性平,味甘、咸。《本草备要》云:“多食则助热生痰,油腻缠黏。”猪肥肉是一种高脂肪食品,食后可增加肝脏的负担,也不利于预防病毒性肝炎。

⑫食用桂皮要注意。桂皮性热,味甘、辛。《随息居饮食谱》云:“温暑时邪诸病均忌。”桂皮辛辣香燥,食之易助火动血,故不利于肝炎的预防。

⑬防肝炎莫食虾子。虾子性温热,味甘、咸。《饮食须知》云:“多食动风助火,有病人勿食。”虾子是发物食

品，胆固醇含量很高，食后可加重肝脏负担，在预防肝炎过程中不宜多吃。

⑭竹笋多食并不利。竹笋性微寒，味甘。《随息居饮食谱》云："竹笋能发病，诸病后均忌之。"竹笋中含有大量粗纤维，难以消化吸收，故已有肝病的患者忌食，以预防病情进一步加重。

⑮多食食盐伤身体。食盐性寒，味咸。《黄帝内经》云："咸克血，血病无多食咸，多食则脉凝涩而变色。"肝脏乃人体之血脏，肝病之人不可过食食盐，以防止病情加重。

⑯丁香调味多不益。丁香性温，味辛。《本草经疏》云："一切有火热证者忌之。"《随息居饮食谱》曰："阴虚内热人忌之。"丁香为辛辣芳香调味品，凡热病及阴虚内热者忌服，故肝功能异常和健康带毒者不宜食用，以免加重病情。

⑰蚕豆多食有积弊。蚕豆性平，味甘。《本草逢源》云："蚕豆性滞，中气虚者食之，令人腹胀。"《饮食须知》曰："多食滞气成积，发胀作痛。"因此，多食蚕豆既难消化，又加重腹胀病情，故肝功能异常者忌食之，以防止病情加重。

⑱韭菜入肝有散力。韭菜熟食性温，味甘；生食性热，味辛。《本草经疏》云："胃气虚而有热者勿服。"《本草求真》曰："火盛阴虚，用之为最忌。"韭菜内含大量粗纤维，而且比较坚韧，不易被消化吸收。韭叶入肝经血分，汁液行散力甚强，食之对肝功能恢复不利，不利于预防肝

炎。

⑲泡菜伤肝要少吃。泡菜中含有一定量的硝酸盐，尤其是种植蔬菜时施用含有硝酸盐的化肥，这种蔬菜制成的泡菜含量更高。硝酸盐在一些细菌的作用下，可还原成亚硝酸盐。硝酸盐进入人体后，经组织代谢可生成亚硝胺，亚硝酸盐和亚硝胺均对肝细胞有损伤作用。因此，为了防止肝炎的发病，应少吃泡菜。

⑳腌菜伤肝莫忽视。腌菜一定要腌透之后才能吃，因腌菜所用的原料，如白菜、萝卜、荠菜等含有硝酸盐，如盐量不足、时间太短，细菌容易大量繁殖，使无毒的硝酸盐还原成有毒害的亚硝酸盐而损伤肝脏。因此，要少吃腌菜，以防肝炎。

㉑食用发物莫积极。发物通常是指能激发已经静止而处于稳定的疾病成为活动性疾病的一类食物，如肝炎病人在肝功能恢复正常、症状消失后，经食发物而肝功能又出现异常且伴发肝炎症状者。这类发物主要是一些有伤肝作用的食物，如酒类或因个体差异吃某些食物，如鱼、虾、蟹等而出现变态反应。因此，为了预防肝炎的复发，不要吃此类食物。

㉒食糖过多肝不适。为供给人体能量，适量补充糖是必需的，可以减少糖原的消耗，防止脂肪浸润。但如果食之过多，糖在胃肠内发酵而引起胀气，影响食欲；糖还可转化为脂肪，加速脂肪储于肝脏而形成脂肪肝，影响肝脏功能。因此，少食糖有利于肝脏疾病的预防。

㉓罐头内有防腐剂。为了使罐头能较长时间地储

存，在加工过程中均加入一定数量的防腐剂，如碳酸、苯甲酸等。开罐头后可见罐头内壁金碧辉煌，就是碳酸起化学作用的结果。防腐剂对人体健康有一定影响，但在国家规定的范围内，正常人食用后可被肝脏解毒和胃肠道中和并排泄。如果肝功能异常或健康带毒者过多地食用罐头食品，因其肝脏的解毒功能已降低，会加重肝脏负担，甚至诱发肝炎。因此，食用罐头时，要结合自己的身体健康状况，适可而止，以预防肝炎的发生。

(3)合理调整强身体：人类可食用的食物很多，故千万不要养成偏食嗜食的习惯。特别是肝功能异常或健康带毒者，更应根据实际情况，避免食用对养肝护肝不利的食物，以免损伤肝细胞，从而预防肝炎的发生。

14. 饮食卫生预防法
——注意卫生病不生

(1)把住"病从口入"关：甲型肝炎和戊型肝炎是经过消化道传播的，故严格把住病从口入关尤为重要。因此，要讲究饮食卫生，切勿乱吃不洁食物。避免在卫生条件差的街头小摊进食，特别是肝炎流行季节更要提高警惕，以防感染肝炎病毒。去沿海湖区时，避免生食水生贝类海鲜，如蛤蜊、泥蚶、毛蚶、牡蛎，以及鱼片等食品。肝炎流行季节避免食用半熟菜、涮海鲜和涮羊肉，少吃凉拌菜等，为预防肝炎的传播，一定要把住病从口入关。

(2)不喝生水防肝炎：人类的饮用水来自自然界，而人类在生存过程中的排泄物也排入自然界,其中包括肝炎病人的排泄物。若含有肝炎病毒的排泄物排出后污染水体,未经消毒净化被人饮用后,就会引起肝炎的传播。因此,要切实保护好水源,防止污染。改变饮水习惯,不喝生水,饮用水一定要煮沸。雨季和洪水过后必须提高警惕,加强水源水质的监测,做好消毒,预防肝炎的流行。

(3)不洁瓜果肝炎传:瓜果在栽培、生长、采摘和运输过程中,很容易被肝炎病毒污染,人若食用了不洁瓜果,很快致甲型肝炎或戊型肝炎的传播。因此,食用瓜果要用洗洁剂彻底清洗,进行消毒。瓜果削皮后食用,预防因食用不洁瓜果造成肝炎传播。

(4)变质食物不新鲜:食物在采购过程中,应当选择外观好,无泥污杂质,没有变色、变味,未腐败变质并符合饮食卫生标准的新鲜食物,预防变质食物食用后对肝脏造成不良影响。食物在加工过程中,要注意保鲜、保熟、保洁,以免食用后损害肝功能。食物在食用过程中,要细嚼慢咽,防止狼吞虎咽,以免损伤消化器官而影响肝功能。剩饭菜要进行充分加热再食用,切实预防肝炎的发生。

(5)生吃鸡蛋不安全:有的人喜欢吃生鸡蛋,认为营养价值高,其实这是一种饮食误区。一是生鸡蛋清中有一种碱性蛋白,即抗生物素蛋白,能在肠道与生物素结合成稳定、无活性、难吸收的物质,而加热可破坏抗生物素蛋白。进食较多的生鸡蛋清可发生生物素缺乏症。生物素是人体内羧化酶辅酶,参与体内重要的代谢反应,缺乏时对身体健康不利。二是生鸡蛋的结构致密,在胃肠道内不易被消化吸收。三是生鸡蛋的外壳布满很多小孔,肝炎病毒及细菌容易进入蛋内而造成污染,人食入后易发生肝炎等疾病。四是食用生鸡蛋后,未消化的蛋白质进入大肠,受到细菌所含酶的催化而发生腐败,产生较多的有毒物质,如胺、酚、氨、吲哚、甲基吲哚、硫化氢等。这些有毒物质一部分随粪便排出体外,一部分被肠道重吸收,经门静脉进入肝脏,在肝脏内进行解毒处理,加重肝脏负担,损伤肝功能而易诱发肝炎的发生。因此,切不可生食鸡蛋,以保证人体的健康和安全。

(6)食堂卫生是关键:食堂卫生状况是预防肝炎的关键环节,必须切实抓紧抓好。

①餐具厨具要洁净。生熟案板分开存放和使用;餐具、厨具要光洁无油污,清洗用水需经洁治和消毒;餐具和接触熟食的厨具须餐餐消毒,存放在干净有纱门的柜内,不得与其他物品混放;个人的餐具应放在装有纱门、分格的柜内,餐具柜每周擦洗1次,保持洁净,预防肝炎的发生和传播。

②食品制作要规范。制作冷荤、凉拌菜应有专人负责,专门的加工场所,专用的工具、消毒设施和冷藏设备。取熟食品应使用夹子,并用磁卡付费结账。盛放和加工食品的器具应符合卫生学要求,使用杀虫灭鼠药时不得污染食品和厨具等,药械及非食用药品严禁存放在食堂内。食堂内外不得堆放杂物,垃圾池和泔水缸应加盖,废弃物应及时清除。每天工作结束后,应将食堂的地面和

厨具认真清洗擦拭，疑有污染要及时消毒，各类器具放置有序，预防肝炎的发生和传播。

③炊管人员讲卫生。上班时要穿工作服，戴工作帽，蓄发不得露于帽外，不准穿戴工作衣帽进入其他场所。炊事员操作前，或接触不洁物品，或大小便后必须洗手，制作熟食及分发餐具时，操作者的手要消毒，配餐时应戴口罩。进入食堂不得吸烟、打闹、嬉笑，不得用公勺直接尝味，不准戴戒指和涂指甲油；勤洗手、勤剪指甲、勤洗澡、勤理发、勤换洗内衣和工作服；不随地吐痰，不将个人用品带入工作间等，以预防肝炎的发生和传播。

④就餐人员意识强。就餐人员要强化卫生防病意识，自觉遵守食堂卫生要求，未经允许不得随意进入制作间和库房，获准进入时应穿工作服、戴工作帽。病毒性肝炎等传染病患者不要在食堂内就餐，以预防肝炎的发生和传播。

⑤卫生人员责任明。卫生人员要经常深入食堂进行监督检查，发现问题及时纠正。对炊管人员健康状况进行监督，每半年组织1次健康体检，建立食堂卫生监督档案。对新建、扩建和改建食堂的工程和卫生设施，按卫生学要求提出建议，并参与验收。宣传食品卫生法规和食品卫生科学知识，对违反者视情节轻重提出处罚意见；对食品原料、加工、包装、运输、储藏等环节的卫生状况实施监督，参与食品污染的调查，提出防制措施，切实做好病毒性肝炎的预防工作。

(7)消灭“四害”防传染：苍蝇、老鼠等“四害”的生活习性，容易沾染肝炎病毒而污染食物，引起肝炎等疾病的传播。因此，要大力开展爱国卫生运动，加大除“四害”力度，防止苍蝇、老鼠为媒介传播病毒性肝炎。

15. 科学饮食预防法——饮食方法有学问

(1)油炸食品易伤肝：肝脏是人体最大的消化器官，而油炸食品不易被消化吸收，在肠腔内被细菌分解产生大量有害气体，从而加重肝脏负担。因此，要少食或不食油炸食品，特别是肝功能异常或健康带毒者，应禁忌油炸食品，以防止病情进一步发展而发生肝炎。

(2)食用鸡蛋莫油煎：蛋白质是构成人体的主要成分，不能由糖类和脂肪来代替，故每天应从食物中获取蛋白质，以满足生理需要。鸡蛋中的蛋白质是一种完全蛋白质，从必需氨基酸的组成、比例和数量上看，均符合人体的生理需要，比植物蛋白量高，食用后大部分能被人体吸收利用。但吃鸡蛋应讲究科学，有利于保护肝脏，预防肝炎的发生。一是根据身体健康状况合理食用。由于鸡蛋中的蛋白质需要在肝脏中代谢，故肝功能异常或健康带毒者要少食，以免蛋白质数量太多，超过身体维持氮平衡及细胞修复的需要时，机体不仅利用不了，反而增加肝脏负担，加重病情，诱发肝炎的发生。二是动物蛋白与植物蛋白混食。如鸡蛋与豆腐等豆类食物混食，可提高营养与利用价值，减少对肝功能的损害。三是与糖类同吃，避免蛋白质作为热能消耗，不仅未达到组织修复的目的，反而会损伤肝细胞。四是要科学食用。一般认为，按照消化吸收率排序，食用鸡蛋的方法依次为蒸鸡蛋、荷包蛋、煮鸡蛋、炒鸡蛋、油煎鸡蛋。在日常饮食中，要选择合理的烹调方法，以保护肝脏、预防肝炎的发生。

(3)喜蛋咸蛋与皮蛋：喜蛋又称旺蛋，是鸡蛋从鸡胚到鸡孵育过程孕育新生命的中途夭折物。有人称喜蛋营养好，是补品；有人认为是发物而不敢吃。其实喜蛋仍是鸡蛋范畴，如果未变质则营养与鸡蛋相似。咸蛋有咸鸭蛋和咸鸡蛋，除维生素外，其营养价值与鸡蛋相似。皮蛋即松花蛋，由鸭蛋做成，除含有铅等重金属盐外，其营养物质与咸蛋基本相同。健康人可以适量食用喜蛋、咸蛋和皮蛋。但肝功能异常或健康带毒者最好不食或少食，尤其应少食皮蛋，以免损伤肝细胞，加重肝脏负担而诱发肝炎。因此，应以食用鲜鸡蛋为主。

(4)饮用牛奶慢慢咽：牛奶的营养价值很高，新鲜牛奶中含有丰富的钙、镁及维生素 B_1、维生素 B_2、维生素 C 和蛋白质，即使肝炎病人每天喝点牛奶也是有益的。有人认为，牛奶中含有较多的脂肪，长期饮用会导致脂肪肝。其实，牛奶中含有一种能耐热的低分子化合物，可抑制胆固醇的合成。其中的乳清酸可影响脂肪代谢，胆碱和钙也可减少胆固醇的吸收。因此，正常人饮用牛奶对肝功能具有一定的保护作用。牛奶的营养价值高，但饮用时应讲究科学。一是肝炎急性期或活动期、肝硬化伴肝性脑病者不宜饮用，以免加重病情；患肝炎的老年病人不宜经常饮用，以免促发白内障。二是不宜大量或大口地饮用。牛奶中含有5%的乳糖，人体内乳糖酶不足，过多、过快地饮用牛奶，乳糖不能被机体消化吸收，引起腹胀、腹泻，影响食欲和肝脏功能。因此，饮用牛奶时要咀嚼或用汤匙一小口一小口地品尝，使口腔内的唾液与牛奶混匀后咽下，有利于牛奶的消化吸收，对保护肝功能有好处。三是饮用牛奶不宜加糖。蔗糖在胃肠道内的分解产物可与牛奶中的钙中和，不利于钙的吸收，且增加细菌发酵的机会而引起腹胀，导致肝部不适。若牛奶与苏打饼干同时食用，可促进营养成分的吸收，保护肝脏。四是不宜空腹饮用。空腹饮用牛奶，其中的部分蛋白质代替糖类转变为热能而消耗，起不到构建新组织、修补旧组织的作用，故饮牛奶应同时食用淀粉类食物。总之，科学合理地饮用牛奶，既可保证营养物质的吸收利用，又可增强肝脏功能。

(5)食用酸奶讲时鲜：肝脏病人特别是发展到晚期，肠道内的有益细菌减少，致病菌增加，导致肠道菌群失调，细菌移位到小肠上段，过量繁殖，产生大量有毒代谢产物，如内毒素等，吸收后刺激肝脏而引起肝细胞进一步损伤。酸奶中含有活的乳酸菌，是肠道的有益细菌，可抑制肠道致病菌的繁殖，减少内毒素产生，消除肠功能紊乱，对肝功能极为有利。酸奶中的乳糖含量比一般奶少，且必须由无污染的新鲜纯奶制作，故可作为预防肝炎的良好食物。但不要加糖，不要空腹和大口地喝，以充分发挥酸奶对人体的营养价值。

(6)维生素C和猪肝：维生素C是身体必需的营养物质，是一种氧化还原剂，有抑制病毒的作用。较大剂量的维生素C能增强体液免疫，促进抗体形成，增加白细胞的吞噬作用，提高抗病能力。维生素C可减轻肝脏脂肪变性，促进肝细胞修复与再生，消除血中多余胆红素而有利胆作用，还可结合细菌内毒素而减少对肝脏的损害。但维生素C是一种烯醇结构的物质，容易被氧化破坏，遇到铜等微量金属离子时，氧化更加迅速。猪肝是含铜丰富的食物之一，故不可同食，以免使维生素C失去生物活性，食用时应间隔2～3小时以上。

(7)谈谈支链氨基酸：有报道，人体肝脏受损害时，芳香族氨基酸含量增多，支链氨基酸含量减少。因此，为预防病毒性肝炎的发生，可适当多食用一些富含支链氨基酸的鱼、虾、黄豆、小米、玉米、糯米、菜花、红枣等食物，以增强肝脏功能。

(8)科学食蜜营养全：明代李时珍曰："蜂蜜入药之功有五：清热也，补中也，润燥也，解毒也，止痛也。生则性凉，故能清热；熟则性温，故能补中；甘而和平，故能解毒；柔而濡泽，故能润燥；缓可以去急，故能止肌肉创伤之痛；和可以至中，故能润和百药，而与甘草同功。"蜂蜜是一种营养丰富的天然滋补营养品，含有葡萄糖、蔗糖、果糖、铁、钙、铜、锰、磷、钾和维生素B_1、维生素B_2、维生素B_6等。还含有淀粉酶、脂酶、转化酶等，是含酶最多的食品之一，酶是帮助人体消化、吸收和进行一系列物质代谢及生化变化的促进剂。蜂蜜中所含的蚁酸是一种抗生素，有强大的杀菌和抑制病毒的作用。蜂蜜气味芳香，是滋补益寿之品和治疗良药。蜂蜜对病毒性肝炎具有较好的防治作用，尤其适合于伴有便秘者食用。取蜂蜜 30 克，精盐 2 克或米醋 10 毫升，凉开水 1 杯调匀，早晚空腹各饮 1 次，有良好的润肠通便和养肝作用。饮用蜂蜜不能用开水冲，更不能煮沸，以免破坏蜂蜜中的生物活性物质，最好用低于 60℃的温开水冲饮，也可拌入温牛奶、豆浆、稀饭中食之，使之发挥防治肝炎的功效。

(9)食用花粉莫走偏：花粉作为一种天然营养品，被广泛应用于饮食、医疗和美容方面。花粉含有维生素、氨基酸、多种酶和微量元素，可促进机体代谢，改善生理功能，恢复体力，故适量食用可预防和治疗病毒性肝炎。花粉应在饭前 15～30 分钟食用，吸收能力强，效果也最好。勿用开水，宜用 60℃以下的温开水冲饮，以免破坏其营养物质。花粉应存放在阴凉处，避免高温或阳光直接照射，防止腐败变质。花粉食用量要适当，不宜过多，一般 1 次用量不超过 10 克。

16. 合理膳食预防法
——膳食合理固根本

(1)一日食量巧安排：膳食合理可增强机体的免疫能力，改善肝脏的代谢功能。特别是肝功能已有异常或健康带毒者，更应合理膳食而减轻肝脏负担，保证肝脏的营养供给而养肝、护肝，防止病情发展，预防肝炎的发生。

①食品结构巧搭配。食物搭配是实现合理膳食、保证营养平衡的重要环节，也是实现膳食多样化、合理化的必要措施，从而在饮食上维护肝脏功能。一是粗细巧搭配。粗粮细粮合理搭配，可增强食品风味，增加维生素和微量元素的摄取，提高食物蛋白质的生理价值，达到氨基酸互补，有利于保护肝脏功能。如将玉米面与小米面混合，豆类与粮食混合，大米、小米、绿豆粥、豆馅包子、红豆粥等。二是荤素巧搭配。荤食、素食各有利弊，都比不上杂食营养全面，按照平衡膳食的原则，把荤素食品搭配好，多吃素，少吃荤，达到营养平衡，有利于肝脏的代谢功能。三是生熟巧搭配。在以熟食为主的前提下，搭配生食，可保留大量维生素，有利于肝脏功能。生食主要是指蔬菜和水果等。四是干稀巧搭配。干稀搭配既有利于消化，又富有营养。我国传统饮食有吃粥喝汤的习惯，对养肝护肝具有重要意义。五是品种巧搭配。人体对营养素的需求是多种多样的，单靠某一类或某几种食物满足不了需要。因此，只有多品种搭配，才能博采营养素，维持体内营养平衡，保护肝脏。

②配餐原则巧应用。运用合理调配膳食的方法养肝护肝时，要坚持四个方面的配餐原则。一是补充优质蛋白质，如鱼、瘦肉、牛奶等，促进肝组织的修复和再生。一般每日每千克体重摄入蛋白质1.5～2克。二是每日摄取适量糖类，不宜过多，以免导致脂肪肝，应以米、面、杂粮为主。三是少量脂肪，不食煎炸食品，脂肪摄入量每日控制在50克以下。四是补充维生素A、维生素B_1、维生

素 B_2、维生素 B_6、维生素 C、维生素 E 等，从而保证体内的正常代谢，维护肝脏功能。

③一日食物巧计算。谷类，如大米、面粉、杂粮等 300～400 克；肉类，如鸡、鱼、虾及豆制品等 150～200 克；各种蔬菜 500 克；各种水果 250～500 克；牛奶 200 克；烹调油 1 汤匙。折合三大营养物质总计为，蛋白质 60～80 克，脂肪 40～50 克，糖类 300～320 克；总热能为 8400～11000 千焦（2000～2500 千卡），能保证一般成人的需要，且有利于保护肝脏功能。

(2)一日三餐巧安排：《养生格言》云："早饭淡而早，午饭厚而饱，晚饭需要少，吃饭八分饱，无病活到老。"从生理角度而言，这是符合人体营养需要的，也有利于肝脏功能的发挥。安排一日三餐，不仅要定时，而且要定量，保证营养供应，达到营养平衡，维护肝脏功能。根据人体消化吸收生理和一日热能消耗的需要，应提倡"早餐吃好，午餐吃饱，晚餐吃少"的原则，从而保护肝脏功能。

①早餐巧吃要吃好。机体经过一夜的代谢，食物在胃肠内已消化殆尽，如果继续空肚子，就必然要消耗肝糖原甚至体内组织来供给机体的能量，这对肝脏功能极为不利。机体在早上急需补充营养和能量，以维持正常生命活动和生理需要，故吃好早餐对肝炎的预防极为重要。早餐应占全天热能摄入量的 30％～40％，要选用体积小、热能高，富含优质蛋白质和维生素的食物。如 1 片面包，1 个鸡蛋，200 克牛奶和凉拌小菜等。有道是，忽视早餐易伤肝，影响健康疾病添。

②午餐巧吃要吃饱。午餐是一日中的主餐，既要吃饱，又要讲究质量。人经过上午的紧张工作和学习，能量消耗较大，有赖于午餐补充。午餐应占全天热能摄入量的40%左右。主食可吃150～200克面食或米饭等，荤菜可调配食用鱼、禽、蛋、瘦肉等；素菜可选择营养丰富的豆类及其制品、蘑菇、黑木耳、海带、青菜等。但也不可过饱，过饱会使人产生疲惫感。有道是，午餐吃饱营养肝，合理调配是关键。

③晚餐巧吃要吃少。晚餐后通常休息和娱乐，即使学习也是脑力劳动，体力消耗小。晚餐过饱可使血糖、氨基酸、脂肪酸等浓度增高，导致脂肪肝而加重肝细胞负担。晚餐过饱影响消化功能，可引起肝胃不和而坐卧不安。晚餐过饱且活动少，部分蛋白质不能完全消化吸收，在肠道厌氧菌的作用下，产生胺、氨、吲哚等有毒物质，随血液进入肝脏，可造成肝细胞损伤。晚餐不宜太晚，过晚易对肝脏带来危害。晚餐应占全天热能摄入量的20%～30%，宜选择清淡易消化的食物，如蔬菜、豆类制品、粥、面条、水果等，以利于肝脏功能的养护。有道是，过饱过晚易损肝，控制晚餐延寿年。

④营养配餐安排巧。凭主观臆断和感觉制作均衡的一日三餐是有困难的，即使具备营养学知识，也要选购食品、计算营养和加工制作，耗费时间和精力。因此，不少地域流行营养配餐，针对当地食品品种设计1日、1周，甚至1个月的食谱，达到膳食营养平衡，也保护了肝脏功能。有道是，一日三餐安排巧，养护肝功抗衰老。

(3)一周食谱巧安排:运用合理膳食预防肝炎时,关键是防止肝脏不受损伤,增强肝脏代谢功能。设计1日食谱时间太短,设计1月食谱时间太长,现推荐养肝护肝1周食谱以供参考,特别是肝功能异常或健康带毒者,更应选择应用。

①星期一食谱。早餐,赤小豆粥、花卷、煮鸡蛋、小菜;加餐,牛奶;午餐,大米饭、卤肝片拌香干、黄瓜、西红柿、豆腐汤;加餐,西瓜;晚餐,麻酱蒸饼、小米粥、红烧牛肉、冬瓜。

②星期二食谱。早餐,枣饼、卤肝片、拌豆干丝、萝卜丝;加餐,豆浆;午餐,包子(猪肉白菜馅)、绿豆粥、卤鸡蛋、糖醋黄瓜;加餐,蜜桃;晚餐,大米饭、红烧丸子、胡萝卜、虾皮白菜汤。

③星期三食谱。早餐,大米粥、豆沙包、卤香干、花生米;加餐,牛奶;午餐,大米饭、红烧平鱼、香菜萝卜汤;加餐,橘子;晚餐,花卷、瘦肉丝炒莴苣、西红柿蛋花汤。

④星期四食谱。早餐,大米粥、肉包、茶叶蛋;加餐,豆浆;午餐,发面饼、肉丝炒茄子、鸡块冬瓜汤;加餐,苹果;晚餐,大米饭、冬瓜汆丸子、葱花拌豆腐。

⑤星期五食谱。早餐,红枣薏苡仁粥、糖蜂糕、香干拌芹菜;加餐,牛奶;午餐,水饺(猪肉冬瓜馅)、肚丝、凉拌黄瓜丝;加餐,西瓜;晚餐,小米粥、馒头、红烧鸡块、大白菜豆腐汤。

⑥星期六食谱。早餐,大米粥、枣蜂糕、卤鸡蛋;加餐,豆浆;午餐,大米饭、牛肉丝炒黄瓜、红椒虾皮冬瓜汤;

加餐，香蕉；晚餐，面条（肉片、鸡蛋、海米、木耳、黄花菜、西红柿佐汤）。

⑦星期日食谱。早餐，玉米面粥、豆馅饼、煮花生米；加餐，牛奶；午餐，大米粥、蒸饺（瘦肉扁豆馅）、糖醋藕片；加餐，煮蜜枣；晚餐，大米粥、烩腰花、莴苣、木耳、油炒白菜。

17. 适量饮水预防法
——体内洗涤把水饮

(1)一日饮水知多少：人在工作、生活和学习过程中，即使不口渴，一个体重60公斤的人也应每日饮水1500～2000毫升。水是健身剂、镇静剂、发汗剂、利尿剂、泻剂、新陈代谢促进剂，特别是能促进胆汁的分泌、加速胆红素的代谢和体内废物的排泄，有利于保护肝脏功能，预防肝炎的发生。一个人如果一天不饮入足够量的水，机体就会处于缺水状态，新陈代谢等生理功能就会受到损害，尿液、汗液分泌减少，体内的代谢产物排泄障碍，导致有害物质在体内积存，引起慢性中毒和抗病能力下降，加重肝脏解毒的负担，损伤肝细胞。

(2)多饮开水养肝好：随着年龄的增长，人体内的水分逐渐减少，易出现脱水现象，故应注意饮水，增加循环血量，以利于养肝、护肝。补水后，降低体内代谢废物的浓度并加快排泄，减轻有毒物质对肝脏的损害，从而发挥“内洗涤”的作用。肝脏是人体最大的腺体，补充水分有利于腺体分泌，尤其是胆汁的分泌。因此，饮水要像吃饭一样，定时定量，不能养成不渴就不喝水，渴急了就猛喝的不良习惯，以保证肝脏的养护。

(3)晨起饮水莫小瞧：保健专家认为，晨起口渴要喝水，喝水要喝凉开水，喝凉开水比喝温开水好。把烧开的水倒入杯子里200～250毫升，盖上盖，待冷却时便成了新鲜凉开水，这样的水被人们称为长寿水、健康水、保健水。研究认为，烧开的水在静置过程中，其表面张力、渗透压、密度、黏滞度等理化性质，与人体的细胞内液相似，具有较好的生物活性。晨起空腹饮用新鲜凉开水，吸收后可进入肝细胞内，将肝细胞一夜的代谢产物排除。日本医学界调查了460名65岁以上的老年人，每日晨起喝一杯凉开水，坚持5年以上者，其中80%的老年人面色红润、精力充沛、牙齿坚固、肝功能正常，未患过大病。俄罗斯专家认为，每日晨起坚持喝凉开水，并逐渐增加至可以耐受的饮用量，能通大便，预防感冒、肝炎等疾病的发生。

(4)饮茶清热可利尿：饮茶在我国已有5000多年的历史，可算得上历史悠久，源远流长。唐朝陆羽曾于公元758年著《茶经》三卷，详细地阐述了饮茶的好处。我国是世界上产茶制茶最早的国家。目前，茶叶仍是世界上三大饮料之一。茶叶不仅是一种保健饮品，而且具有很好的药用价值。茶叶是我国人民喜爱的一种饮料，它含有咖啡碱、茶碱、单宁酸、鞣酸、蛋白质、维生素、微量元素等成分，具有清热解毒、消食利尿、除烦止渴、解腻提神的作用。健康人饮用，可预防肝炎的发生；肝功能异常者或健康带毒者饮用，可预防病情的进一步发展；肝炎病人热重或湿热并重，以热为主者饮茶，有益于身心健康。绿茶可抗凝、防止血小板黏附聚集、预防白细胞下降，对五心烦热、口干、口苦、牙龈红肿的血淤血热型慢性肝炎病人具有辅助治疗作用。餐后用温茶水漱口，以保持口腔清洁。饮茶对预防肝炎有较好的作用，但应注意四个方面的问题。一是饮茶要适时。早饭后泡绿茶或花茶 1 杯，陆续加水饮用，上午的茶水浓度较高，可疏肝清肝，使人精神清爽；下午宜饮淡茶，逐渐降低神经的兴奋性；中、晚餐的饭前 1 小时宜暂停饮茶，以免冲淡胃液，影响消化吸收功能；晚饭后宜饮白开水，以免影响夜间睡眠。二是饮茶要适量。1 日的茶水总量不要超过 1000～1500 毫升，纯茶叶不超过 30 克。饮水过多会使体内水分增加，加重心肾负担，故心肾功能不良者应适当控制。茶叶中含有微量元素氟，使用茶叶过多，大量的氟进入体内，影响钙的吸收和利用，易致骨折。三是饮茶要适度。饮茶过浓，会使人出现过度兴奋、心跳增快、失眠等，故高血压、神经衰弱的病人宜饮淡茶。泡煮过久的茶，因其鞣酸溶出过多，会使胃肠道黏膜收缩而影响食欲；鞣酸还能与食物中的蛋白质结合成鞣酸蛋白而凝固沉淀，影响消化吸收，甚至出现便秘等，不利于养肝护肝。四是饮茶要适中。睡前、空腹时不宜饮茶，餐后不能马上饮茶，患肝炎的幼儿不要饮茶，服用补品、滋补药期间应避免饮茶。不宜用茶水服药，隔夜茶不宜饮用。总之，春天宜饮花茶，以疏肝脏之气；夏天宜饮绿茶，以清淡解暑；秋天宜饮菊花茶，以清肝明目;冬天宜饮红茶,以助肝气闭藏。只要科学饮茶,就能有利于肝炎的预防,并促进肝炎病人的病情康复而“南乡嘉木秀,竹香白茶奇”。

(5)饮用饮料看需要:肝功能异常或健康带毒者饮用饮料时,要明确饮料的成分、饮用何种饮料和有关注意事项,以免加重病情而诱发肝炎。健康人饮用饮料时要注意选择信得过的品牌,以免损伤肝脏功能。

①饮料分类要知晓。饮料是一种以补充人体水分为主要目的的液体饮品,按其成分可分为四大类。一是营养型饮料。内含一定量的蛋白质、无机盐等营养素。有添加浓度在2.5%以上的天然果汁,如椰子汁、粒粒橙、橘子水等;以牛乳或豆乳为原料的,如草莓牛奶、可可牛奶等;经乳酸菌发酵的酸乳中添加一定量的香精和色素配制而成的乳酸奶等。二是解渴型饮料。主要是补充水分,达到解渴的目的。这类饮料大都以糖、香精、色素等加水制成,或添加浓度在2.5%以下的天然果味而成果味饮料;有的充入二氧化碳制成汽水,如柠檬汽水、雪碧、果蒙等;可乐汽水,如可口可乐、百事可乐、非常可乐等。三是具有特殊作用的饮料。即在饮料中添加了特殊成分,如微量元素或中草药等。四是其他饮料。如矿泉水、自制的西瓜汁、番茄汁、山楂汁、酸梅汤等。还有咖啡、啤酒、香槟、汽酒等。有道是饮料琳琅莫伤肝,选择饮用保护肝。

②预防肝炎说饮料。在日常生活中,人们可根据实际需要适量喝饮料,肝功能异常或健康带毒者宜选用乳

酸奶饮料、果汁、蔬菜汁和矿泉水等。这类饮料不含防腐剂等人工添加剂和铝，可预防因肝脏功能损伤而诱发的肝炎。

③注意事项不可抛。饮用饮料时要注意四个方面的问题。一是不宜饮用过多。有的饮料中含有可可碱、咖啡因、中草药，过多饮用对肝脏功能不利；饮料中含有糖和蛋白质，饮用过多会影响食欲和食物的消化吸收。二是肝炎、肝功能异常或健康带毒者不宜饮含酒精的饮料和汽水；肝病伴脾胃虚弱者不宜饮冰镇饮料。三是不饮低劣饮料，如三精水、橘味水，以及用不符合卫生要求的井水、河水制成的饮料等，以防影响肝脏功能。四是选购饮料要鉴别。饮用饮料时要做到“五看一闻”。即看标签，看色泽，看有无杂质，看是否浑浊，看出厂日期和厂址；开瓶后闻一闻有无异味。

(6)适量饮水缀肝骄：水是人生侣伴，水是生命之源，水能养肝护肝，水能益寿延年。运用适量饮水的方法预防肝炎时，要根据实际情况选择，以达到养肝护肝的目的。

18. 避免中毒预防法
——预防中毒肝不沉

(1)中毒原因说仔细：对人体有毒有害的物质不慎进入人体后，可导致中毒性肝炎，危害人体健康甚至导致生命危险。如被细菌或其他有毒物污染的食物。各种农药，包括有机磷农药、有机氮农药、灭鼠剂、杀虫剂、除草剂。西药，如安眠药、抗精神病药物、麻醉性镇痛药、肌肉松弛剂、毒麻药品等，以及有毒中草药及被有毒动物刺伤、咬伤。另外，还有剧毒化学制剂及刺激性气体中毒等，均可对人体生理功能造成损伤，引起肝脏等重要器官的功能衰竭。

(2)解毒过程罹肝疾：进入人体的有毒物质，可经过一系列生物化学和物理化学变化而产生解毒作用。在解毒过程中，肝脏是最重要的解毒器官，解毒作用最大。有毒物质经过肝脏的代谢后，由肾等排泄器官排出体外。有些毒物可通过扩散，部分进入胆汁而排泄；有些毒物的排泄则需要主动转运过程。肝脏的主动转运是将有机酸类、有机碱类和其他物质转化，并提高极性后向胆管分泌。有毒物质的解毒和排泄过程中，可造成肝、肾等脏器的局部损害。肝脏的解毒功能是有极限的，很多有毒物质进入人体后会立即发生作用而对肝脏造成损害，导致中毒性肝炎的发生。有毒物质的性质、含量和作用时间，以及机体状态、进入体内的途径等，均是引起中毒的基本因素。多种有毒物质同时中毒，其毒物之间的协同作用或拮抗作用，可使中毒性肝炎的病情复杂化。

(3)预防中毒莫忽视：引起中毒性肝炎的常见原因有三类，在日常工作和生活中，要针对具体情况加以预防。

①生产性毒物中毒的预防。一是有效地控制和消除毒物。采用高科技手段，用无毒或低毒物质代替有毒物质，减少原料和产品中有毒物质的含量；改革工艺流程，

实行机械化、自动化、密闭化和其他新的操作方法，减少操作人员与毒物接触的机会；合理安排厂房、设备和生产流程，减少毒物的影响范围；有粉尘、蒸汽和有毒物质的车间应加强通风、排毒，做好“三废”的处理。二是加强个人防护。健全和完善安全生产操作规程和卫生制度，正确合理使用防护用品，如防毒面具，防护手套、靴、围裙和服装；强化个人防范意识和安全生产教育，对生产和日常生活中的有毒有害物质有一个正确的认识和了解；做好就业前的体格检查和定期健康查体。

②非生产性毒物中毒的预防。一是加强有毒物质的保管，防止误服误用；灭鼠杀虫药物妥善保管，严防误食。二是病人用药必须在医生的指导下进行，不滥用药物、不超量用药、不错用药。三是大力普及卫生知识，不吃有毒或变质食品，食品中不滥用添加剂和防腐剂。四是保护饮用水源，防止污染。五是加强市场管理，严防假冒伪劣食品，尤其要严防假酒、毒菜流入市场。

③家庭生活中的中毒预防。一是家庭中用过的空罐、空瓶应及时丢弃，不要用其装汽油、卤水等，以免不明者误食。二是给孩子服药时，切勿哄骗，不能把药说成是糖果，一旦儿童信以为真，趁大人不在时将药当糖吃而导致中毒性肝炎，故要把药品存放在孩子拿不到的地方。三是喷洒杀虫剂时，不能污染食品，有毒物质不能在厨房或寝室内存放。四是不吃河豚、野生毒蘑菇及其他毒性不明的食品。五是家庭成员中有自杀倾向者或精神病患者，应及早去医院请心理或精神病科医师诊治，消除和防

止服毒自杀行为而损伤肝脏；安眠药和抗精神病的药品要妥善保管，切断导致中毒性肝炎的途径。

(4)食物中毒要注意：食物中毒是指误食了被细菌、真菌、有毒的动物和植物，或食物内掺有化学毒物，或食物本身含有某种毒物，致使机体发生中毒性肝炎等一系列中毒症状和体征。食物中毒的原因很多，归纳起来有五类。一是细菌性食物中毒。此类中毒最常见，是食入了被细菌及其毒素污染的食物而引起。其病原菌有沙门菌、葡萄球菌、肉毒杆菌、大肠杆菌等，这些细菌有的能在肠道内大量繁殖而引起感染，有的在食物中大量繁殖而放出毒素被肠道吸收引起中毒。二是真菌性食物中毒。病原菌为有毒的真菌，如赤霉菌、青霉菌等。三是植物性食物中毒。植物本身含有毒性物质，如毒蘑菇、木薯等。四是动物性食物中毒。动物体内某些组织含有毒物质，如河豚、蟾蜍等。五是化学性食物中毒。食物内掺杂有某些化学物质，如砷、钡、锌、汞、磷、有机磷农药等。不论何种原因引起的食物中毒，均可损伤肝细胞，严重者可引起中毒性肝炎。

(5)防范措施要落实：为预防中毒性肝炎的发生，必须加强食品卫生管理，落实卫生法规，防止有毒或霉变食物流入市场。一是饮食服务行业和集体食堂要落实食物保管和加工环节中的保洁保鲜措施，防止食物腐败变质。新鲜蔬菜烹调前用清水浸泡一段时间，有利于去除残留农药；存放的剩饭菜特别是熟肉制品，要回锅充分加热后食用；吃凉菜时，要用开水短时间烫后再制作食用。二是加强畜禽宰杀前的检疫、宰后检验和食品质量检查，严防病肉等在市场销售。三是对各种农产品、食品原料、半成品均应妥善贮存，防止霉变。四是对不熟悉的野生动、植物，未经证实无毒，不可食用。五是勿用有害金属器皿烧煮或贮存食物。总之，要强化自我预防和自我保健意识，切实预防中毒性肝炎的发生。

(6)食物中毒做分析：食物中毒是诱发中毒性肝炎的突发事件，具有极大的危险性、偶然性、隐蔽性和复杂性。因此，一旦有人中毒，应迅速拨打当地120医疗急救中心电话呼救，或尽快送病人去医院进行急诊抢救，以免因抢救不及时加重肝脏损伤。

三、增强免疫预防四法

19. 甲肝疫苗接种预防法
——甲肝疫苗敌价纯

(1)注射疫苗获免疫:病毒或沾染病毒的物质通过一定的途径进入健康人体内,引起发病,这样的人就是易感者。预防病毒性肝炎的发生,在控制传染源和切断传播途径的同时,要保护易感者。免疫预防就是保护易感者,提高机体免疫力的主要措施。肝炎的特异性免疫预防包括人工主动免疫和被动免疫。主动免疫即给机体注射疫苗,就是用科学的方法对病毒进行处理,让其不使机体发病,但仍然具有抗原性质。当作为抗原的疫苗进入机体后,机体产生相应的抗体,会随时把入侵的病毒消灭而不让机体发病。被动免疫是将制备好的含抗体的血清注入易感者体内,这种抗体不是在抗原刺激下机体自身主动产生的,而是相当于把别人的抗体直接注射到机体内,由于其价格贵、免疫时间短,而限制了它的普遍使用。目前,我国已能生产安全、可靠、有效的甲型肝炎疫苗,而且质优价廉，被人们广泛接受。注射后所获得的免疫力比较持久，故疫苗的接种已成为预防病毒性肝炎有效的、根本的措施。

(2)甲肝疫苗增抗体：自 1992 年以来，甲醛灭活的全病毒甲型肝炎疫苗通过了广泛的临床考核，近几年已被世界上 30 多个国家获准使用。这种灭活疫苗安全、使用方法简单，每毫升中含甲肝病毒的浓度为 720 或 1 440 酶联免疫吸附(ELISA)单位。对各年龄组均安全，且免疫性高，100％的试验人群获得了保护性抗体。H_2 减毒株甲肝活疫苗的毒性在 1988 年通过国家卫生部的鉴定，1992 年批准试生产，1995 年批准浙江医学科学院正式生产。该疫苗已在全国广泛使用，并获得较高水平的甲型肝炎病毒抗体。国际上还正在研制甲型肝炎活病毒载体和其他嵌合体疫苗、合成肽疫苗和抗独特型疫苗，还有在原核和真核细胞中表达的亚单位疫苗及基因重组疫苗等。据专家预测，甲型肝炎病毒减毒活疫苗或重组疫苗是防治甲型肝炎的发展方向。总之，接种甲型肝炎疫苗，可使易感人群较好地获得保护抗体，有效地预防甲型肝炎的流行。

(3)接种人群莫忽视：患过甲型肝炎或感染过甲型肝炎病毒的人，则无须进行甲型肝炎疫苗预防接种，因为凡感染过甲型肝炎病毒的人，可获得持久性免疫，再患甲型肝炎的可能性非常小。进行甲型肝炎疫苗的预防接种，是控制肝炎流行的根本措施。特别是以下四类人群，应特别重视预防接种工作。

①预防接种早免疫。凡是未感染过甲型肝炎病毒的人，无论是儿童还是成年人，均属于易感者。由于甲型肝炎病毒的感染与社会经济状况及个人卫生习惯密切相关，故在我国15岁以下的儿童及青少年最容易患甲型肝炎。这类人群应作为重点对象进行预防性注射甲肝疫苗。由于胎儿可以从患过甲型肝炎或隐性感染的母体中获得抗体，且甲型肝炎病毒不引起母婴垂直传播，故婴儿一般不会得甲肝，也不需要进行免疫预防；出生6个月以后，随着小儿体内的抗体滴度下降，在必要时要进行免疫注射，以预防甲型肝炎的发生。

②接触病人快免疫。对家庭中、幼儿园、托儿所的甲型肝炎密切接触者，特别是婴幼儿，应在接触后1周内迅速注射甲型肝炎疫苗。研究认为，甲型肝炎的平均潜伏期为28天，而首次接种甲型肝炎疫苗21天，其抗体阳转率即为94.4%。因此，密切接触甲型肝炎病人者，在1周内接种甲型肝炎疫苗，仍能提供较好的保护。

③准备旅游做免疫。甲型肝炎易感者如果准备去该疾病高发区旅游，应进行甲型肝炎疫苗注射。专家认为，在起程的前1日接种甲型肝炎疫苗，同样具有较好的保护效果。

④中老年人要免疫。近几年来，在中老年人群中甲型肝炎的发病率有所上升，这与机体内的抗体水平下降有关。因此，对于40岁以上的中老年人，应检测甲型肝炎抗体水平。低者应注射甲型肝炎疫苗进行预防，杜绝中老年人甲型肝炎的发生。

(4)疫苗种类说仔细：世界各地甲型肝炎只有一种血清型，为甲型肝炎疫苗的制备及临床预防提供了有利条件。国内外多年的临床应用已经证实，甲型肝炎疫苗不仅具有稳定的抗体反应及可靠的免疫预防作用，而且无不良反应。目前已研制应用的甲型肝炎疫苗主要有三种。一是甲肝灭活疫苗。具有良好的抗原性，注射 1 针(200 微克或 400 微克)后 2～4 周，青少年甲型肝炎抗体产生率为 100%；若再次注射，其抗体的滴度比注射免疫球蛋白第一个月高 200 倍以上。二是甲肝减毒活疫苗。该疫苗抗原性好，接种 3 周后抗体阳转率达 100%，粪便中无明显排毒。虽然是减毒活疫苗，但在我国应用多年没有发现因注射疫苗而引起甲型肝炎。三是基因工程疫苗。如甲型肝炎病毒的重组、多肽合成疫苗等。由于甲型肝炎病毒抗原构型性等问题尚未解决，故目前仍处于探索阶段。接种甲型肝炎疫苗后，机体内会产生甲型肝炎抗体。这种抗体有中和甲型肝炎病毒感染的能力，使机体免于发病，并获得持久的免疫力。拟注射甲型肝炎疫苗时，最好到专科医院请医师检查一下，有无注射甲型肝炎疫苗的禁忌证或有无不适宜目前注射的情况。例如，患病毒性肝炎及急性传染病的恢复期病人，有发热或严重的心脏病、肾脏病、活动性结核病、重度高血压病人，有免疫缺陷病和正在应用肾上腺皮质激素等免疫抑制剂的病人，正处于怀孕期的妇女，2 个月内注射过丙种球蛋白的易感者。总之，要针对易感者的实际情况选择是否接种甲型肝炎疫苗，使之充分发挥预防甲型肝炎的作用。

(5)注射方法要注意：甲型肝炎疫苗的性状为橘红色澄清液体，其剂量为每安瓿1毫升，内含106.5半数组织培养感染量($TCID_{50}$)，一般接种1～2次，注射2次的程序可为“0、1”或“0、12”个月。其中“0”为注射第一针，注射后一般在4周内起效。“1”为注射第一针后1个月，“12”为注射第一针后12个月注射第二针，机体可获得高免疫性，其保护性可持续数年，据临床有关研究认为，可持续4～21年，且注射后仅有轻微的不良反应。进行接种时，在上臂外侧三角肌皮肤上用75%酒精消毒，干后即可注射。国产的甲型肝炎减毒活疫苗，用于1岁以上儿童和成年人，1次注射1毫升；进口的甲型肝炎灭活疫苗，1～18岁人群1次注射0.5毫升，19岁以上人群1次注射1毫升。注射甲型肝炎疫苗后，可获得较好的免疫性，可有效地预防甲型肝炎的发病。

(6)注意事项要重视：一是甲型肝炎疫苗应在1℃～4℃的条件下避光保存和运输，以确保疫苗的有效性。二是甲型肝炎疫苗安瓿开启后，应在30分钟内用完，用不完的消毒后废弃。三是用前详细阅读疫苗使用说明书，严格按说明书执行。四是安瓿有裂纹或标签不清，疫苗溶解不完全、变色、有摇不散的凝块、超过有效期的均不得使用。五是开瓶与接种过程中，勿使消毒剂接触疫苗。

20. 乙肝疫苗接种预防法
——乙肝疫苗有三针

(1)乙肝疫苗有作用：将乙型肝炎病毒表面抗原经过

加工处理，制成的疫苗叫作乙型肝炎疫苗。乙型肝炎病毒表面抗原不是完整的乙型肝炎病毒，而是乙型肝炎病毒的外衣成分，没有核酸，把它经过灭活、纯化，再接种到健康人体内，能刺激人体产生乙型肝炎表面抗体。这种抗体是中和性抗体，对人体能起到保护作用，具有预防乙型肝炎的功效。接种乙型肝炎疫苗的重要意义在于使易感高危人群产生对乙型肝炎病毒的抵抗，从而大大降低乙型肝炎的发病率。我国台湾省推广新生儿乙型肝炎疫苗普遍接种后，儿童乙型肝炎病毒表面抗原的携带率已从10%降至2%。由于慢性乙型肝炎病毒感染者至成年后，易发生慢性肝病及肝细胞癌。因此，对新生儿与婴儿进行大规模免疫接种，是全球范围内控制乙型肝炎病毒感染和发病的最重要措施。

(2)计划免疫指令性：乙型肝炎是人类的主要传染性疾病之一。据1991年统计，全球54亿人中，有20亿人具有乙型肝炎病毒表面抗原血清标记物，3.47亿人是乙型肝炎病毒携带者，我国也是乙型肝炎的高发病区之一。虽然乙型肝炎的危害性非常严重，但可以用乙型肝炎疫苗进行预防。乙型肝炎疫苗自1982年问世以来，其有效性和安全性均达到了世界卫生组织提出的要求。该疫苗对新生儿具有很高的免疫特性，胎传抗体对其无影响。接种三针的儿童和年轻人，血清抗体阳转率可达95%以上，其有效性可维持10年以上，故接种乙型肝炎疫苗每年可避免750万人成为乙型肝炎病毒携带者。鉴于乙型肝炎危害的严重性及乙型肝炎疫苗的安全有效性，1992

年，世界卫生组织通过了全球计划免疫顾问组的建议，在1995年之前，所有乙型肝炎病毒携带率高于8%的国家，都要在国家免疫规划中增加乙型肝炎疫苗；在1997年之前推广至全球。目前，这一建议正在变为世界上许多国家的实际行动。我国开展乙型肝炎疫苗接种工作已有十几年的历史，制定了统一的免疫程序及接种率目标，并于1994年将其正式纳入计划免疫。

(3)疫苗使用安全性：我国生产的乙型肝炎疫苗，是采用含有高滴度乙型肝炎病毒表面抗原阳性者的血浆为原料，经硫酸沉淀后，应用多次区带离心和超滤浓缩透析，结合酶处理的综合纯技术，从血浆中分离获得浓度很高的乙型肝炎病毒表面抗原。为了预防在获得的乙型肝炎病毒表面抗原悬液中可能含有某种残余的传染因子，往往采取三步病毒灭活措施。这些灭活方法经试验证明，除有杀死乙型肝炎病毒的作用外，还能同时杀死许多其他已知的病毒。因此，我国制备的乙型肝炎疫苗，在安全性上有可靠的保证。自1986年以来，我国已大批量生产乙型肝炎疫苗，目前已有上亿人次进行了预防接种，证明是安全有效的。在疫苗的研制过程中，经精细观察8000余人，证明接种疫苗后全身和局部反应均很轻微，未发现与疫苗有关的感染病例，抗体阳转率和母婴阻断率均达到要求，说明我国生产的血源性乙型肝炎疫苗已达到国际上同类产品的水平。

(4)疫苗分类有两种：一是血源性乙型肝炎疫苗。此疫苗是从乙型肝炎病毒表面抗原携带者的血清或血浆中提取乙型肝炎病毒表面抗原，再经过处理而制成的疫苗。由于血源性乙型肝炎疫苗受到血源的限制，加上制备过程复杂，纯度不很高，免疫性不很强等，故目前已不再应用。二是基因工程乙型肝炎疫苗。此疫苗为第二代乙型肝炎疫苗，被认为是有前途的疫苗，是利用基因工程技术将编码乙型肝炎病毒表面抗原的基因置入大肠杆菌或啤酒酵母菌内进行表达制备的，即让这些基因工程细菌合成乙型肝炎病毒表面抗原，然后将其分离提纯制成基因工程乙型肝炎疫苗。我国利用牛痘病毒表达制备疫苗也获得成功。这种乙型肝炎基因工程疫苗克服了血源性疫苗的局限性，免疫性强，接种后抗体产生较早、滴度较高、持续时间较长、不良反应较少。

(5)前瞻研究任务重：目前，科学家正在研究制备乙型肝炎合成多肽疫苗，即用化学方法合成乙型肝炎病毒表面抗原分子亲水区的决定簇，若研究成功则意义重大。也有的科学家正在研究抗独特型抗体疫苗，即根据免疫网络学说，用乙型肝炎病毒或表面抗原免疫动物所产生的免疫球蛋白 G(Ab_1)抗体，用其再去免疫动物，就可获得与乙型肝炎病毒表面抗原决定簇构象相同或相似的抗独特型抗体(Ab_2)疫苗。还有的科学家正在研究前 S 多肽(PreS)。前 S 多肽可刺激机体产生抗前 S 抗体。由于乙型肝炎疫苗的普种，出现了疫苗诱导的乙型肝炎病毒免疫逃逸，常见乙型肝炎病毒表面抗原氨基酸 145 部位的甘氨酸由精氨酸所代替，削弱了乙型肝炎病毒表面抗体的作用，若此时改用含前 S 多肽疫苗，往往有效。

(6)接种对象要记清：凡乙型肝炎病毒血清标记物，即五项指标(俗称两对半)全部为阴性者，均是乙型肝炎疫苗的接种对象。以下人群则是乙型肝炎疫苗接种的重点对象。一是有职业危险的传染病科、口腔科、检验科、产科、外科、血液透析室等经常接触血液的医务人员、保健和卫生防疫人员。二是新生儿。国家卫生部规定，自1992年1月1日起，新生儿均须接种乙型肝炎疫苗，乙型肝炎病毒表面抗原阳性，特别是乙型肝炎e抗原阳性的产妇和妊娠期合并肝炎的产妇所生的婴儿，更应接种乙型肝炎疫苗，最好加注乙型肝炎高效价球蛋白。三是幼儿园的儿童、新入学的大学生和新入伍的军人。四是到乙型肝炎病毒感染高发区去工作或旅游者。五是发育障碍，收容所中的被收容人员和工作人员。六是血液透析和器官移植者、输血等使用血液制品者。七是乙型肝炎及乙型肝炎病毒携带者的配偶、家庭接触者及其他密切接触者。八是同性恋、有多个性伴侣的异性恋者，注射毒品成瘾者，教养机构中的犯人。九是从乙型肝炎高度流行区领养乙型肝炎病毒表面抗原阳性孩子的家庭成员，饮食服务行业人员，托幼工作人员和职业运动员等。十是丁型肝炎抗体阳性的母亲所生的婴儿也应接种乙型肝炎疫苗，以预防丁型肝炎的母婴垂直传播。总之，全国实施对新生儿普遍接种乙型肝炎疫苗的30～40年后，预计我国人群中乙型肝炎表面抗原携带率将逐渐下降到1%以下，并像消灭其他烈性传染病那样最终消灭乙型肝炎。

(7)紧急预防不可松：医院的工作人员往往可能在意

外情况下经皮肤、黏膜接触到乙型肝炎病人的血液。特别是外科、产科医师手术时意外切破、刺破自己的手指，或护理操作、实验室技术操作、血液透析操作过程中发生的意外，如皮肤损伤及意外接触时，应立即注射乙型肝炎高效价免疫球蛋白200～400单位。然后，再根据意外伤害者的乙型肝炎病毒表面抗体情况处理。如果未接种乙型肝炎疫苗，体内无乙型肝炎病毒表面抗体，则应立即接种乙型肝炎疫苗；如果已接种过乙型肝炎疫苗，体内乙型肝炎病毒表面抗体滴度较高，则不予处理；如果接种乙型肝炎疫苗已数年或测得乙型肝炎病毒表面抗体滴度不高，每升小于或等于10国际单位，则再加强接种乙型肝炎疫苗1次(10微克)；如果未接种过乙型肝炎疫苗，但体内已有乙型肝炎病毒表面抗体，也可加强接种1次；对于当时体内无乙型肝炎病毒表面抗体者，除进行乙型肝炎疫苗免疫外，可于意外伤害后25～30天再注射乙型肝炎高效价免疫球蛋白1次，以预防乙型肝炎的发病。

(8)注射方法心中明：一是接种部位心中明。成年人接种乙型肝炎疫苗的部位是上臂三角肌，其皮肤用75％酒精消毒，干后进行肌内注射。国外有人研究发现，在上臂三角肌接种者比臀部肌内注射者乙型肝炎病毒表面抗体滴度明显增高，其原因为臀部脂肪层较厚，用7号针头注射时，女性约有70％刺不到肌肉层，注射到脂肪层的疫苗吸收差，抗体产生受到影响。新生儿和婴儿接种时，可在大腿前外侧皮下或臀部肌肉内。二是接种方案心中明。1992年4月，国家卫生部颁发了《全国实施乙肝疫苗免疫接种规程》,规定了乙型肝炎疫苗的免疫方案。①新生儿。对孕妇不做乙型肝炎病毒表面抗原筛查的地区,全体新生儿用每支10微克的乙型肝炎疫苗接种3针。对孕妇进行乙型肝炎病毒表面抗原筛查的地区,阳性母亲所生的新生儿第一针用30微克,第二针和第三针各用10微克;阴性母亲所生的新生儿仍用10微克接种3针。乙型肝炎病毒表面抗原和核心抗原(HBcAg)双阳性母亲所生的新生儿,可用乙型肝炎免疫球蛋白加3针10微克或3针30微克乙型肝炎疫苗接种。②学龄前儿童。用10微克3针乙型肝炎疫苗接种。③其他易感人群。用3针10微克的乙型肝炎疫苗进行免疫。三是接种程序心中明。接种程序采用“0、1、6”3针间隔接种法。“0”指新生儿出生后24小时内接种第一针,其他人是指接种第一针的当日;“1”为第一针后1个月接种第二针;“6”是指第一针后6个月接种第三针。如果“0”时注射乙型肝炎免疫球蛋白,1～2周后注射第一针乙型肝炎疫苗,第二针和第三针则按“1、6”个月间隔顺延。经乙型肝炎疫苗正规免疫后3～5年,乙型肝炎病毒表面抗体降低时可进行加强注射,给予10～30微克1次性接种即可。在乙型肝炎免疫程序过程中,第一和第二针为基础免疫,第三针为加强免疫。在注射完成3针后1个月应查乙型肝炎五项指标,看是否产生了抗体,若表面抗体每升大于10国际单位,说明免疫成功。

(9)抽血化验看效应:乙型肝炎疫苗第一针接种后,在第二针和第三针接种前要抽血化验,检查乙型肝炎病毒表面抗体，其抗体的产生常见有三种类型。Ⅰ型为初次接种后15天内即产生少量抗体，可于1个月内消逝，但复种后表面抗体滴度呈急剧上升；Ⅱ型为第二次接种后大约1个月开始出现表面抗体，滴度逐渐升高，此为基本类型；Ⅲ型为首次接种后3～4个月开始出现表面抗体，表现为迟发型。总之，及时抽血监测乙型肝炎病毒表面抗体，可了解自身是否得到了保护，以免接种后未出现抗体而与乙型肝炎病人接触被传染。

(10)表面抗体保护性：接种乙型肝炎疫苗后，常以血中乙型肝炎病毒表面抗体阳性作为具有保护性的标记，一般认为其有效保护期为5年以上。乙型肝炎病毒表面抗体产生后，其滴度逐年有所下降。因此，为了使体内保持高滴度的保护性抗体，继续持久有效地发挥抗乙型肝炎病毒的作用，每隔4～5年加强注射1针，以保持较强的抵抗能力。在机体的免疫系统中，有一种记忆淋巴细胞，在相同抗原的再次刺激下，可产生强烈的回忆反应，迅速产生高滴度的特异性抗体，可达到有效的保护作用。

(11)若无抗体再接种：在大批乙型肝炎疫苗接种者中，有5%～10%的人接种后不产生表面抗体或仅产生低滴度的抗体，这类人群称为无反应或低反应者，仍可感染乙型肝炎病毒，属于免疫失败，特别是乙型肝炎和病毒携带者所生的婴儿。

①失败原因。一是宫内感染。当胎盘受到某些病理和生理影响时，其通透性发生改变，乙型肝炎病毒可透过胎盘而侵入胎儿体内。由于胎儿尚未发育成熟，很容易

产生免疫耐受或乙型肝炎病毒基因与胎儿肝细胞基因发生整合,这种胎儿分娩后虽经注射乙型肝炎疫苗,仍不能使已有的感染消除。二是个体遗传差异。有人研究发现,同种白细胞抗原(HLA)免疫反应相关区(DR区)参与乙型肝炎病毒表面抗原的抗体反应。如果某些人受遗传因素的影响,该基因区变异或缺损,可对乙型肝炎疫苗呈无反应状态。三是免疫功能低下。免疫功能低下的人,表面抗体的产生比正常人低。四是乙型肝炎病毒的低水平感染。有的乙型肝炎表面抗原阴性的母亲所生的婴儿普种疫苗后,也出现无反应或低反应现象,除上述因素外,与乙型肝炎病毒的低水平感染密切相关。五是其他因素。丙型肝炎病毒和人类免疫缺陷病毒(HIV)感染者,对乙型肝炎疫苗反应差;乙型肝炎病毒基因变异者,疫苗注射后虽可出现表面抗体,但表面抗原也呈阳性;乙型肝炎疫苗免疫原性不足或剂量不足等,也是免疫失败的原因。

②应对措施。一是更换疫苗。如更换另一厂家生产的乙型肝炎疫苗;对接种无前S乙型肝炎疫苗无反应者,改用有前S的乙型肝炎疫苗;接种基因工程重组乙型肝炎疫苗无反应者,可改用“三抗原”(e抗原、核心抗原、表面抗原)疫苗,可使75%以上的无反应者出现表面抗体。二是增加接种次数。有人曾对无反应或低反应者增加接种1～3次,可使38%～75%的接种者表面抗体阳转或提高其水平。三是加大乙肝疫苗剂量。每次10微克,每月1次,连用3～4次,必要时可增加至6次。四是改变接种

途径。常规肌内注射疫苗无反应时,可改用皮内多次接种,每次 5 微克,每 2 周 1 次,直到迟发性反应成为阳性为止。有人报道,接种 8 周后表面抗体可由阴转阳,20 周后表面抗体达到每升 10 国际单位以上。五是与小剂量白细胞介素-2 联合接种;或使用免疫调节剂胸腺肽,每次 50 毫克,每周 3 次,皮下注射,3 周为 1 个疗程。六是并用佐剂。有人试用牛黄酸于接种疫苗前 1 日与接种的当日各口服 1 次,每次 12 克,可提高表面抗体反应率;也有人试用合成五肽(TP-5),每次皮下注射 50 毫克,每周 3 次,连用 3 周。用此佐剂 3 次后,再用乙型肝炎疫苗 40 微克,可取得提高表面抗体水平的效果。

(12)已经感染不接种:已经感染乙型肝炎病毒的人,没有必要接种乙型肝炎疫苗。其原因是接种的疫苗含的乙型肝炎病毒表面抗原的量远远低于病人感染乙型肝炎病毒的量,既然大量的乙型肝炎病毒抗原都不能刺激机体产生有效的保护性抗体,作为免疫所接种的微量乙型肝炎病毒抗原也不可能发挥作用。实际上,对乙型肝炎病毒的免疫功能抑制状态,就是慢性乙型肝炎病毒感染持续存在的原因。但若有的慢性乙型肝炎病毒的感染者坚持要接种乙型肝炎疫苗,也没有什么不利影响。近年来已有报道,慢性乙型肝炎病毒的感染者可使用治疗性乙型肝炎疫苗,以达到清除乙型肝炎病毒的目的,这类治疗性疫苗已经进行了某种改造,并非通常意义上的预防性疫苗,但目前尚停留在实验室研究阶段。

(13)已有抗体要视情:有的人从未注射过乙型肝炎

疫苗，但检测血中存在乙型肝炎病毒表面抗体，这类人群一般不需要再注射乙型肝炎疫苗。因为此种情况是过去曾经有过乙型肝炎病毒的隐匿感染，在机体健全有力的免疫系统作用下，已清除了体内的乙型肝炎病毒，产生了表面抗体，在不知不觉的情况下获得了对乙型肝炎的免疫力。这种感染后获得的免疫力比接种乙型肝炎疫苗后产生的免疫力持久得多。如果数年后抗体滴度降低，或有人不放心执意要接种乙型肝炎疫苗，也可在已经具有保护能力的抗体量上增强滴度。

(14)抓住时机效果生：进行乙型肝炎疫苗免疫，其表面抗体水平及持久性受多方面的因素影响。如接种时的年龄、接种剂量、机体的免疫状况及免疫后乙型肝炎病毒自然感染的加强作用。一般认为，血中表面抗体小于10国际单位即应加强免疫，高危人群5年后应加强免疫接种1次，如果不进行加强免疫，此时往往有10%～40%的表面抗体转阴，仍有被乙型肝炎病毒感染的可能性。因此，加强免疫很有必要，以增加体内抗体的滴度。

(15)免疫复合物未生：从理论上讲，乙型肝炎病毒表面抗原血症者注入了乙型肝炎病毒表面抗体，有可能形成二者的免疫复合物(CIC)。但德国肝病学家指出，使用大剂量乙型肝炎高效价免疫球蛋白，对乙型肝炎病毒表面抗原阳性患者做试验性治疗，并未导致免疫复合物的形成。我国出版的《肝炎学大典》一书载，根据国内外大量资料证实，婴儿如为乙型肝炎表面抗原阳性，注射乙型肝炎高效价免疫球蛋白不会产生免疫复合物。由此可见，其免疫过程是安全的，也是有效的。

(16)几种疫苗同时接种：乙型肝炎疫苗与其他计划免疫疫苗可以同时接种，其效果与分开接种一样。如乙型肝炎疫苗与“白百破”或脊髓灰质炎疫苗同时接种，所产生的表面抗体都超过85%；还可与流脑疫苗、麻疹疫苗、卡介苗、乙脑疫苗等在不同部位同时接种，并不影响彼此的免疫效果。

(17)说说体内的反应：注射乙型肝炎疫苗后，机体可出现三个阶段的免疫反应。一是感应阶段。注射第一针后，小量特异性抗原进入人体，机体出现免疫反应细胞。二是效应阶段。注射第二针后，机体的细胞免疫反应增强。三是加强阶段。注射第三针后，机体细胞与体液免疫处于最佳状态。新生儿乙型肝炎病毒表面抗体产生的规律为注射第一针后1个月，30%～50%可出现表面抗体阳性；注射第二针后5个月，未接种第三针前，80%～90%出现表面抗体阳性；注射第三针后，90%～95%可出现表面抗体阳性；注射第三针后2～3周，体内表面抗体达到峰值。表面抗体滴度达到峰值后的1年内迅速下降，以后下降速度明显减慢，且长期维持在较低水平。接种者抗体反应水平不同，保持作用持续的时间就不同，如注射疫苗后产生抗体的峰值越高，持续时间也越长。

(18)影响峰值原因明：一是母亲感染乙型肝炎病毒情况。母亲的表面抗体阳性，所生婴儿接种乙型肝炎疫苗后表面抗体产生率高，持续时间长；乙型肝炎病毒标志物阴性，乙型肝炎病毒表面抗体与乙型肝炎病毒核心抗体(抗-HBc)同时阳性,乙型肝炎病毒表面抗原阳性,乙型肝炎病毒核心抗体阳性的孕妇所生的婴儿,产生抗体滴度较低;母亲乙型肝炎病毒脱氧核糖核酸高滴度,产生抗体差;母亲乙型肝炎病毒表面抗原及乙型肝炎e抗原同时阳性,产生抗体最差。二是个体免疫功能状况。患有艾滋病、营养不良、肿瘤、应用免疫抑制剂、血液透析、大量饮酒及吸烟者,可影响抗体产生的峰值。三是年龄越大对疫苗的反应性越差,女性对疫苗的反应性明显高于男性。四是疫苗中含前S蛋白的抗体产生好,预防肝炎的效果明显。

(19)注意事项记心中:一是乙型肝炎疫苗为无色混悬液,使用前应充分摇匀,严格按照说明书接种。安瓿有破损,标签不清楚,疫苗溶解不完全、变色、有摇不散的凝块、超过有效期等,均不得使用。开瓶与接种过程中,勿使消毒剂接触疫苗。二是注射前不需要做皮肤试验,没有严重不良反应,个别接种者可出现臂痛、低热、皮疹、局部硬结、疲乏无力、恶心等,不需进行特殊处理,一般24小时内会逐渐消退。三是发热,伴有急、慢性严重疾病,严重皮肤湿疹,早产儿体重小于2500克,严重脏器畸形,有过敏史,严重心脏病,急、慢性肾炎,慢性肝病等,不宜接种乙型肝炎疫苗。了解了接种乙型肝炎疫苗的注意事项,便可有针对性地进行计划免疫,预防肝炎的发病。

21. 联合免疫预防法
——联合免疫防病侵

(1)联合疫苗说未来:目前,已制成甲型肝炎与乙型肝炎联合疫苗，有利于预防甲型肝炎病毒和乙型肝炎病毒感染的发生。经临床实验证明，联合疫苗能诱导人体产生高水平的甲型肝炎抗体及乙型肝炎病毒表面抗体，其耐受性、安全性和保护性均良好，不久的将来即可投产面市，用于广大人群的肝炎预防工作。由 SB 公司制造的两批白百破-乙型肝炎联合疫苗，已于 1995 年在泰国 160 名婴儿中按 2 月、4 月和 6 月龄进行接种，未见严重不良反应。因此，乙型肝炎和白百破 4 种抗原制成的联合疫苗不久将会投入使用，并能使常规免疫程序大大简化，促进了对传染病，特别是肝炎预防工作的大力开展。

（2）高效免疫球蛋白：我国台湾省对乙型肝炎病毒表面抗原、乙型肝炎病毒 e 抗原阳性的母亲所生的新生儿进行随机分组对照试验。一组在不同部位同时注射乙型肝炎高效价免疫球蛋白与乙型肝炎疫苗，另一组接受乙型肝炎高效价免疫球蛋白注射后 1～3 个月，再注射乙型肝炎疫苗。两组对比观察，发现其均不影响个体对疫苗的反应性，亦不影响其产生抗体的滴度。因此，专家认为，被动免疫并不影响主动免疫的发展。从免疫效果看，被动免疫与主动免疫措施联合应用，其保护率均比单用乙型肝炎高效价免疫球蛋白或乙型肝炎疫苗高得多，说明乙型肝炎高效价免疫球蛋白不会干扰或抑制乙型肝炎疫苗刺激机体产生抗体。有的医学专家认为，被动免疫在一定情况下亦可诱导体内产生主动免疫，从而形成效果更好的被动免疫和主动免疫。总之，联合使用乙型肝炎疫苗与乙型肝炎高效价免疫球蛋白，其协同作用已得到临床证实并已普遍应用，在肝炎的预防工作中发挥了重要作用。

(3)主动被动莫懈怠：我国大陆的临床经验已经证明，2针乙型肝炎高效价免疫球蛋白加上3针乙型肝炎疫苗，可使乙型肝炎病毒表面抗原及乙型肝炎病毒e抗原均为阳性的产妇所生的新生儿保护率高达97.2%，其联合应用的具体方法有两种方案。一是新生儿出生后24小时内注射乙型肝炎高效价免疫球蛋白2000单位，1个月后再注射2000单位和国产乙型肝炎疫苗30微克，出生后3个月和6个月再各注射乙型肝炎疫苗1次，每次30微克。二是新生儿出生后24小时内注射乙型肝炎高效价免疫球蛋白2000单位，半个月后再按"0、1、6"方案接种乙型肝炎疫苗，每次剂量均为30微克。以上两种方案均可使新生儿获得较好的免疫效果。

(4)说说丙种球蛋白：在应急的情况下，使用丙种球蛋白进行被动免疫，可保护甲型肝炎易感人群，对预防甲型肝炎的发病具有较好的效果，并且可使发病者病情减轻，促进康复。其原因是丙种球蛋白中含有甲型肝炎抗体，预防甲型肝炎的有效率可达到80%以上，但其预防效果是暂时的，仅能维持6周左右。为达到紧急预防的目的，与甲型肝炎密切接触后，其注射时间一般应在7日内进行。研究认为，接触后注射越早，其效果越好，尤以3日内效果最佳，超过2周则效果很差。使用丙种球蛋白进行预防注射时，其注射对象应优先考虑学龄前儿童、保育人员及体弱多病的易感者。注射剂量学龄前儿童1毫升，学龄儿童2毫升，成人3毫升。丙种球蛋白可与乙型肝炎疫苗联合应用，以增强效价，预防甲型肝炎和乙型肝炎的发病。丙种球蛋白对丙型肝炎和戊型肝炎的预防效果不肯定。有报道，患病后使用可减轻病情，并在一定程度上减少急性肝炎转为慢性的机会。丙种球蛋白是一种血液制品，故注射时尚存在着感染血液传播性疾病的风险，最常见的是感染丙型肝炎病毒。由于目前医疗技术水平的限制，还无法完全地杜绝经输血或血液制品传播丙型肝炎病毒的可能性。所以，为了减少甲型肝炎病毒的危险而去注射丙种球蛋白，实际上是在冒着感染丙型肝炎病毒的危险，其得与失应该慎重而又综合地进行评估。有报道，有的医学专家反对用注射丙种球蛋白的方法预防甲型肝炎，其理由是丙型肝炎易于慢性化，治疗起来比较困难；而甲型肝炎则相对预后较好，本着“两害相权取其轻”的原则，不可轻易注射丙种球蛋白。但从临床资料看，因注射丙种球蛋白而罹患丙型肝炎的病例毕竟是个案，故不要“谈丙肝而色变”地否定丙种球蛋白。在甲型肝炎流行期或流行地域内，为预防其大面积传播流行，可以作为预防性注射用药；在与甲型肝炎病人密切接触后，可以作为应急性预防注射用药，以切断传播途径，预防甲型肝炎的传播。

22. 免疫增强剂预防法
——增强免疫益于身

(1)增强免疫不消极：近几年来，国内外许多医学专家对乙型肝炎的发病机制进行研究后发现，人体内的免疫反应状态与乙型肝炎病毒感染有密切关系。如乙型肝炎患者异常的免疫功能是造成肝损害的重要因素。此时细胞免疫功能低下，体液免疫功能亢进，故认为提高机体细胞免疫反应能力，适当降低体液免疫，使机体的细胞免疫和体液免疫维持在平衡状态，对健康带毒者、与肝炎患者密切接触者预防发病，以及对乙型肝炎患者的治疗，均有一定的作用。

(2)巧使用胸腺制剂：胸腺制剂是一种非特异性免疫促进剂，包括胸腺肽，如胸腺五肽、胸腺肽 α_1 及胸腺素。胸腺制剂具有诱导机体 T 淋巴细胞及其亚群分化、成熟和活化的功能，调节 T 淋巴细胞比例和增强人体细胞免疫功能。还可促进有丝分裂原激活后的外周血中 T 淋巴细胞成熟，增加 T 细胞各种淋巴因子的分泌及其受体水平。通过对 T 辅助细胞的激活作用，以增强淋巴细胞反应。可影响自然杀伤细胞(NK)前体细胞的趋化，在干扰素的作用下，可使其细胞毒性增强。适用于乙型肝炎的预防和治疗，特别是防止健康带毒者的病情发展和乙型肝炎疫苗注射后无反应者。胸腺制剂用法与用量应由专科医师根据实际情况确定。胸腺制剂的耐受性良好，个别应用者可见恶心、发热、无力和注射部位不适等。长期使用要定期检测肝功能。

(3)白介素-2 非特异：白介素-2 也是非特异性免疫促进剂。具有促进淋巴细胞生长，提高吞噬细胞的活性，刺激淋巴细胞分泌免疫干扰素等多种功能。由于慢性乙型肝炎病毒感染者机体的白介素-2 活性显著下降，T 细胞的功能降低，不能有效地清除病毒感染，故可用白介素-2 抑制乙型肝炎病毒的复制，预防健康带毒者发展为肝炎。用于乙型肝炎的抗病毒治疗时，较大剂量的效果好于较小剂量。用于乙型肝炎疫苗注射机体无反应者，一般应用小剂量，以诱导体内产生乙型肝炎病毒表面抗体。具体用法与用量应由专科医师根据实际情况确定。主要不良反应有发热、恶心、肌肉酸痛，偶有皮疹。

(4)*左旋咪唑强吞噬*：左旋咪唑能增强淋巴细胞及巨噬细胞的功能，诱生干扰素，使巨噬细胞数量增加并使其吞噬能力增强。研究证实，左旋咪唑具有抑制乙型肝炎病毒复制的作用，可用于乙型肝炎的预防和治疗。用于预防一般每次 50 毫克，每日 2～3 次或遵医嘱。不良反应为偶有头晕、恶心、呕吐、食欲不振、发热等症状，停药后自行缓解。近几年来，为了预防口服给药出现的不良反应，研究使用了涂布剂，每周外涂大腿内侧皮肤 2 次，每次 5 毫升。

(5)特异性转移因子：特异性转移因子及特异性免疫核糖核酸是特异性免疫促进剂，具有传递特异性免疫信息的作用，使机体产生抗体及细胞免疫，以达到预防和治疗乙型肝炎的目的。其用法是特异性免疫核糖核酸 2～4 毫克，肌内注射，每周 2～3 次，或者遵医嘱使用。特异性免疫核糖核酸无抗原性和种属特异性，故应用比较安全，除个别病例可发生荨麻疹或头晕、耳鸣等反应外，无严重的不良反应。

(6)干扰素抑制复制:干扰素是病毒进入机体后诱导宿主细胞产生的反应物,它从细胞释放后,可促使其他细胞抵抗病毒的感染。根据其来源不同,干扰素分为α、β、γ三种类型。人体白细胞产生的干扰素为α-干扰素(IFN-α),它是由病毒感染人体后产生;人体纤维母细胞产生的干扰素为β-干扰素(IFN-β),这种干扰素是由干扰素诱生剂作用于人体而产生,其结构与α-干扰素相似;由特异性抗原刺激T细胞产生的干扰素为γ-干扰素(IFN-γ),亦称免疫干扰素。干扰素主要有四个方面的作用。一是抗病毒作用。干扰素经注射进入人体后,与相应的细胞结合,经过一系列的细胞生物学反应,诱导机体产生抗病毒蛋白,使机体建立一种抗病毒状态,以达到抗病毒的目的。干扰素的抗病毒作用是抑制病毒的复制。二是免疫调节作用。主要增强机体的细胞免疫功能,以清除肝细胞内的肝炎病毒。三是抗纤维结缔组织增生的作用。即减少肝纤维化,阻止肝硬化的发展。四是抗细胞分裂作用。其中α-干扰素主要表现为抗病毒作用,γ-干扰素主要表现为抗纤维化作用。由此可见,健康带毒者应用干扰素,可抑制病毒复制,清除肝细胞内的病毒,预防进一步发展而成为病毒性肝炎患者。慢性乙型肝炎病毒感染时,应用α-干扰素200万~500万单位皮下注射,隔日1次,4~6个月为1个疗程;慢性丙型肝炎病毒感染时,应用α-干扰素500万单位皮下注射,隔日1次,6个月为1个疗程;或者由专科医师根据实际情况确定用量和用法。应用干扰素常见的不良反应有发热、疲乏、食欲下降、头晕、流感症状等。有严重的心、肝、肾功能不良，骨髓抑制自身免疫性疾病者禁用。孕妇、哺乳期妇女慎用。

四、西医西药预防四法

23. 杜绝医源性感染预防法
——严格规程防传染

(1)谈谈医院内感染:任何人员凡在医院活动期间,遭受病原体侵袭而引起的任何诊断明确的感染或疾病,均称为医院感染。医院感染按病原体的来源分为两类。一是内源性感染。是指在医院内由于各种原因,患者遭受其本身固有的病原体侵袭而发生的感染。二是外源性感染。是指患者遭受医院内非本人自身存在的各种病原体侵袭而发生的感染。通常情况下,其病原体来自其他患者、病原携带者,也包括医院的工作人员、探视者,以及污染的医疗器械、病房用物等,并由此造成医院感染。凡病原体来自没有消毒灭菌或未按规程要求消毒灭菌的医疗器具和药品等的感染,称之为医源性感染。因此,医源性传播病毒性肝炎主要指患者在接受医院检查、治疗等过程中所引起的肝炎传播。

(2)医疗器具易污染:容易被肝炎病毒污染的医疗器具包括注射器、针头、手术器械、探针、五官科器材、内镜、针灸针等。如果消毒不严格，可引起病毒性肝炎的传播，如进行集体预防接种时，换针头不换针管；吸毒者连针头也不换而共用针管。中国传统医学的针灸疗法中，针灸针未经严格消毒而用于多人；耳鼻喉及眼科门诊治疗中所用器材消毒不严格，一械多人用；内镜消毒不彻底等，均可被肝炎病毒感染而传染给健康人。此外，共用剃须刀、修脚刀、耳洞穿刺针、文身针等，也是引起乙型肝炎和丙型肝炎病毒传播的重要途径。

(3)拔牙补牙也感染：据医学统计证实，医院的医务人员乙型肝炎感染率明显高于社会上的一般人群，而口腔科等科室的医务人员则更高一些。来口腔科就诊的病人中，有些是乙型肝炎病毒表面抗原及 e 抗原阳性者，具有传染性，口腔科医护人员在不知情的情况下拔牙时不戴手套，很容易感染肝炎病毒。拔牙等损伤性操作感染肝炎病毒的危险性高于补牙等非损伤性操作。另外，到口腔科就诊的病人之间也可引起传播，其原因是乙型肝炎和丙型肝炎病人的唾液、血液均有传染性，若注射器、牙钻等器械消毒措施不力，特别是使用不能抑制和杀灭肝炎病毒的消毒液，如酒精等浸泡针头或牙钻，可造成病人之间的相互传播。

(4)乙型肝炎易传染：经消毒不彻底的医疗器具传播病毒性肝炎之说并不是骇人听闻，有人经实验证明，只要注射 1∶10 补体滴度的乙型肝炎病毒表面抗原的血浆 10^{-4} 毫升，即可导致乙型肝炎的显性发病；注射 10^{-7} 毫升血浆，可引起隐性感染。因此，应用消毒不合格的各种医疗器具为病人诊疗时，完全可引起病毒性肝炎的交叉感染。

(5)操作规范防传染：病毒性肝炎可发生医源性传播，故控制医院感染显得尤为重要。一是综合性医院应设立肝炎专科门诊，留有单独的出入口，加强诊室器具管理，固定使用等措施。二是肝炎患者住院时，床头应设有消化道和血液隔离标志；护理、检查和治疗肝炎患者之后，应及时清洗和消毒；肝炎病室内的地面、空气和物品要定期消毒。三是所有医疗器材必须严格消毒，手术室应为肝炎患者或健康带毒者设立隔离的手术台，产房要设立隔离的产床和待产室。四是进行内镜检查和血液透析前，必须进行体检筛选，肝炎患者或病毒携带者应使用专用内镜和血液透析仪，并单独进行特殊的消毒处理。对无条件使用专用仪器的，必须在肝炎患者使用后，对仪器及其所有附件进行高压蒸汽、或环氧乙烷、或戊二醛等消毒。五是五官科特别是口腔科专用器材，必须做到一人一套件，用后严格消毒。六是乙型肝炎病毒表面抗原、e抗原阳性的医护人员，为病人做手术时，最好戴上双层手套，以防止感染患者。讲究医德，增强对病人的责任感，强化奉献意识，急病人所急、想病人所想、帮病人所需。

(6)注射一人一针管：在临床上对病人进行治疗或预防注射、针灸时，要实行一人一针一管，凡重复使用的一定要经过严格的消毒灭菌。对乙型肝炎或丙型肝炎患者血液污染的物品，如注射器等要进行焚化。要按照规定使用一次性注射器,这是因为人的一生中特别是易感时期的儿童,要接受许多次注射,包括预防接种和治疗注射,如果注射器使用不当,就有可能引起乙型肝炎和丙型肝炎的传播。有人曾在农村做过调查研究,在注射器严格消毒之前,乙型肝炎病毒表面抗原阴性的母亲所生的小儿,在 1 岁时乙型肝炎病毒表面抗原阳性率高达 15.4%,注射器严格消毒后降至 3.3%。这充分说明了医疗器具严格消毒和使用一次性注射器,在预防乙型肝炎方面具有重要意义。因此,必须坚持一人一针一管制度,以预防病毒性肝炎的发生,提高人群健康水平。

24. 血源管理预防法
——科学措施管血源

(1)发明输血被禁止:目前,国际上公认英国开创了动物输血的先河,法国最早在人体上输血而获得成功。1665 年,英国一名医师将一条濒于死亡的狗静脉与另一条健康狗的动脉用鹅毛管连接起来,受血狗竟奇迹般地起死回生,这一实验证明了输血能够救命。1667 年,法国一名医师用银管将羊的颈动脉连接到一名患病男孩的肘动脉上,把羊血输给了人而获得成功;以后他又给一位愿意做实验的健康人输羊血,仍安然无恙;后来,当他把小牛的动脉血输给一名梅毒患者时,却出现了意外,输血后患者出现发热、腰痛、黑色尿,不久便死亡,死者家属状告这名法国医师有杀人罪。法庭宣布自 1668 年 4 月 17 日起，未经巴黎医学部批准不得输血；不久，法国议会和英国议会均下令禁止输血；在此后的150年间，曾一度轰动医学界的输血技术再也无人问津。

(2)人类输血为应急：1817～1818年，英国一名妇产科医师最早把人血输给了人。这名医师在临床工作中经常看到产妇因失血而死亡，便想到用输血的方法来挽救生命，她在进行动物之间输血取得成功后，开始将健康人的血液输给大出血的产妇，8例输血病人有4例被救治。由于当时还不知道血型不同的人输血时，红细胞会遭到大量破坏，故无法解释为什么输血后有人出现致死性输血反应，有人却转危为安，更不知道输血可传染肝炎。尽管如此，这名医师于1818年12月22日在伦敦举行的内科学会上所做的输血报告，还是引起了医学界的轰动。她还首创了重力输血器，利用重力作为输血时的推动力，这种输血方法一直沿用了一百年左右，挽救了很多人的生命。

(3)谈谈阳转窗口期：随着医学科学技术的发展，人们不但发现了输血需根据血型配血以保证输血安全，而且还发现输血可传播肝炎等多种传染病。目前，医学已经证实，乙型肝炎、丙型肝炎和丁型肝炎可通过血液或血制品传播，如全血和血浆、血细胞、血小板、各类球蛋白、白蛋白、凝血因子制剂等。人体输入了被肝炎病毒污染的血液及其制剂后，产生抗体需要一定时间，这一时期血液中测不出病毒抗体，医学上把从病毒感染到抗体转阳这段时间称为窗口期，此期仍可传染肝炎病毒。甲型肝炎和戊型肝炎主要是经过消化道传播，因其病毒血症很短，故很难经血液传播，一般不引起输血后肝炎，但若献血者在献血时正处于甲型肝炎或戊型肝炎毒血症期间，其受血者也可被感染。

(4)输血肝炎潜伏期：输血后乙型肝炎的潜伏期较长，一般为14～180天。但起病比较急，症状比较重，黄疸比较多见。输血后丙型肝炎由于潜伏期不同，分为两个类型，即短潜伏期，一般为14～28天；长潜伏期，一般为42～70天。丙型肝炎在急性期症状比较轻微或不明显，75％的病例无黄疸。由于丁型肝炎病毒是一种缺陷病毒，需要在乙型肝炎病毒的协助下才能得以复制，所以输血后丁型肝炎的潜伏期与乙型肝炎相同。

(5)筛选输血有意义：几十年来，采血、供血机构和生物制品生产单位所提供的服务，已构成了极其重要的传染病传染途径，以乙型肝炎、丙型肝炎为代表的经血传播的传染病已经给人类带来了巨大威胁。因此，必须严格执行国家的有关规定，保证血液制品的质量，以防止或最大限度地减少因输血或应用血液制品引起的肝炎传播。由于国家采取了强有力的措施关闭了一些不规范的血站，并投入大量资金改造采血、供血机构，对献血员进行严格管理，近几年通过采血、供血渠道传播肝炎的危险已大大降低。

(6)筛选方法要重视：为了预防输血后肝炎的发生，对献血员应进行严格的筛选，检测有关反应肝脏功能及病理变化的项目，以确定是否可以献血。

①丙氨酸氨基转移酶(ALT)的检测。这是一种参与肝脏正常代谢的酶,存在于肝细胞内。检测丙氨酸氨基转移酶,可以从一个侧面反映整个肝细胞的损害程度。筛选丙氨酸氨基转移酶升高的患者,可排除甲、乙、丙、丁、戊5型肝炎病毒感染的任何一种或两种。但丙氨酸氨基转移酶的特异性差,糖尿病、过度肥胖、感冒患者及药物、过度饮酒等,也可导致单项丙氨酸氨基转移酶值的升高,遇有此类情况的献血者应延期献血。

②乙型肝炎病毒表面抗原的检测。乙型肝炎病毒表面抗原为乙型肝炎颗粒外表的抗原,对其进行检测可筛选急、慢性乙型肝炎和丁型肝炎的献血者。凡乙型肝炎病毒表面抗原阳性的献血者均应除名,以防止发生输血性肝炎。

③丙型肝炎病毒抗体的检测。丙型肝炎病毒抗体是一种非保护性抗体,献血者一经检出即应除名,因其是传染性很强的丙型肝炎患者或丙型肝炎病毒携带者,以避免丙型肝炎通过输血途径传播。

(7)筛选标准各自异:在筛选献血员过程中,有时出现了同一献血员在采血、供血机构检测不合格,在医院检测时却合格的现象。其原因是为了用血者的健康,国家卫生部为采血、供血机构制定的筛选献血员的各项血液检测标准比医院给病人制定的标准要严格得多。如乙型肝炎病毒表面抗原:采血、供血机构的标准是≤1纳克/毫升为阴性,而医院的标准却是≤5纳克/毫升为阴性。这就是说,乙型肝炎病毒表面抗原的检测结果在1～5纳克/毫升时，采血、供血机构定为阳性，医院定为阴性。在试剂盒的选择上，采血、供血机构宁可使用易出现假阳性检测结果的高灵敏度试剂盒，多筛除一些献血员，也尽可能不让一个真阳性的血液输给受血者。因此，有的献血员在采血、供血机构化验血时，某项血液指标被定为不合格，即某项血液检测结果为阳性，并不一定是得了肝炎等传染病。由此可见，给病人输血时，应用国家设立的采血、供血机构采的血源比较安全，以防止肝炎的血源性传播。

(8)临床输血要适宜：采血、供血机构及生物制品单位要严格按照国家卫生部《血液制品管理条例》的要求，加强对血液及血制品的管理和供应，献血员每次献血时，均应进行各种检测并认真筛选。医院要严格控制输血适应证，尽量减少不必要的输血，可输可不输的尽量不输；若因病情需要非输不可时，尽量用志愿献血者的血，少用或不用职业献血者的血；择期手术者可考虑用“自贮血”，即手术前1个月抽自身的血液冷藏备用，以预防肝炎等传染病的传播。

25. 合理用药预防法
——合理用药切莫乱

(1)药物是把双刃剑：药物不但可以治病，而且可能致病。药物性肝损害即药物性肝病，是指由药物或其代谢产物引起的肝脏损害。肝脏是药物进入人体后最主要的解毒和代谢场所，特别是来自胃肠等消化道和门静脉的药物，首受其害的是肝脏。因此，合理用药则能治病，滥用药物必然致病。药物对肝脏的损害取决于三个因素。一是药物直接损害肝脏。用药后对肝脏的损害程度与其使用剂量和时间有直接关系，其损害程度可以预测。二是药物的变态反应。主要是发生在特异体质的人，往往不可预测，且与药物的使用剂量关系不大。这类患者的机体系特敏体质，是用药后引起的变态反应所致。肝损害的同时，可伴有肝外的其他过敏症状，如关节痛、皮疹和发热等。三是药物的蓄积作用。长期大量应用某一种药物，可引起体内蓄积，直接或间接地引起肝脏损害。因此，早期发现肝脏损害与所用药物的关系至关重要。如果出现症状或转氨酶升高后继续使用这种药物，则肝脏损害的严重性会大大增加。不同的药物可以引起相似的肝脏损害，一种药物也可引起多种病理变化，如药物性肝炎与胆汁淤积等重叠现象，故应慎重用药，并及时分析导致肝脏损害的药物。

(2)谈谈药物性肝炎：肝脏是人体重要的代谢器官，在药物的转化代谢过程中发挥着重要作用。药物进入人体后，绝大部分在肝脏代谢，然后随胆汁、粪便和尿液排出体外，在此过程中，药物及其代谢产物可损伤肝脏，从而导致药物性肝炎。有人统计证实，药物性肝炎患者的50%～70%于用药后2周内发病；80%～90%在用药后3月内发病。如果有代谢因素参与，则可在用药后数月、数年或十余年后发病；由药物引起的肝衰竭占急性肝衰竭的25%，高居第二位；如果肝脏已经有基础病变，如乙型肝炎病毒表面抗原阳性、“大三阳”、“小三阳”、丙型肝炎病毒抗体阳性等，对一些药物的转化解毒能力下降，更容易受到药物的毒、副作用影响而发生药物性肝炎。发生药物性肝炎后，60%的病人出现消化道症状，25%～60%的病人出现黄疸，57%～75%的病人出现发热，35%～65%的病人出现皮肤瘙痒、大便颜色变浅和脂肪泻，30%～50%的病人出现皮疹。药物性肝炎大致可分为三类。一是肝细胞损害型。类似病毒性肝炎，以肝细胞损害为主。可表现为乏力、厌食、厌油、恶心、黄疸、肝大、转氨酶升高，甚至有出血倾向、腹水、肝功能衰竭等。可能导致此类肝损害的药物有异烟肼、扑热息痛、磺胺类等。二是淤胆型。药物导致胆汁在肝内淤积。其特点是黄疸深，皮肤瘙痒，大便颜色变浅，心动过缓，胆红素、碱性磷酸酶及转氨酶升高。导致此类肝损害的药物有氯丙嗪、避孕药、性激素、红霉素、甲磺丁脲、他巴唑等。三是混合型。病理变化介于肝细胞损害型和淤胆型，既有肝细胞实质的损害，又伴有胆汁在肝内淤积。导致此类肝损害的药物有保泰松、利福平、苯妥英钠等。

(3)药物伤肝有急缓：药物性肝脏损害按用药后发病的缓急，以3个月为分界线，划分为急性和慢性两类。一是急性药物性肝脏损害。肝脏损害持续的时间少于3个月。其临床症状与急性病毒性肝炎相似，但轻重不一。如有的无明显自觉症状，仅有转氨酶升高；有的自觉症状较重，往往伴有黄疸；有的发生急性肝坏死，出现急性重症病毒性肝炎的症状，病情进展快，预后差；有的表现为淤胆型，黄疸深、皮肤瘙痒、大便颜色变浅似陶土，且伴有脂肪泻。随着病程的延长，黄疸还会逐渐加深，但消化道症状可减轻，一般情况好转。二是慢性药物性肝脏损害。肝脏损害持续的时间大于3个月，其病变种类较多，但主要表现为慢性药物性肝炎。导致慢性药物性肝炎的主要原因是发病后仍继续使用损伤肝脏的药物，或急性发病后未痊愈而再次使用致肝脏损害的药物。在临床上，若黄疸几周或几个月不退，肝功能异常，不恢复甚至恶化，说明病变已趋于慢性。慢性肝脏损害若不立即停药并积极治疗，还可发展为肝硬化。

(4)药物损害早诊断：诊断药物性肝炎，首先应确认是否应用损肝药物，其症状是否与所用药物或已停用药物有关。尤其是停用可疑药物后，消化道症状消失、黄疸消退、肝功能恢复正常，可间接判定本次肝损害系该药所致。但有时评价停药时间与临床症状之间的关系比较复杂。有的药物性肝炎呈现为迟发现象，即用药相当一段时间后，临床症状才表现出来，故应仔细观察，综合分析后做出结论。其次是逐一排除其他类型的肝炎以协助诊断，如病毒性肝炎、中毒性肝炎、感染性肝炎、酒精性肝炎等。

(5)改善损伤抓关键：改善药物对肝脏的损伤，最关键的措施是立即停止使用与导致药物性肝炎有关的或可疑的药物。药物的损伤反应一般发生在开始服药后5～90天，若停药后8天血清转氨酶下降50%，应考虑与该药有关。改善药物性肝脏损害的原则是保护肝脏功能，减少肝脏负担，预防并发症发生和对症处理。可卧床休息，给予高热能、高蛋白、高维生素和易消化的食物，必要时静脉补充葡萄糖、维生素，保持水、电解质平衡。根据引起药物性肝炎的毒性药物，采取有针对性的防范措施。绝大多数药物性肝炎患者停药后肝功能可恢复正常，只有个别病人肝功能无改善甚至发展为暴发性肝衰竭，需积极进行抢救。

(6)伤肝药物要慎选：目前，已发现导致药物性肝脏损害的药物有600余种，随着新药、特药的广泛问世和投入使用，其种类还会不断增加。由于各种中、西药物的成分复杂，且药物相互之间的化学作用也可导致肝脏损害加重，故长期服用药物会发生毒、副作用。因此，临床用药的原则是少而精，以安全有效为标准，并在医院医师指导下规范用药。现将可能导致药物性肝炎的常见中、西药物做一介绍，以便临床用药时加以注意，防止药物性肝炎的发生。

①抗生素类药物。如四环素类、苯唑青霉素、氨苄青霉素、呋喃坦啶、痢特灵、林可霉素、美西林、红霉素、氯霉素、阿洛西林、头孢拉定、头孢唑啉、头孢克罗、头孢呋新、头孢唑肟、头孢三嗪、头孢哌酮、阿米卡星、奈替米星、妥布霉素、磺胺类、氧氟沙星、加替沙星、左氧氟沙星、司帕沙星、万古霉素、多黏菌素、杆菌肽等。

②抗真菌药物。如氟康唑、酮康唑、两性霉素、灰黄霉素、依曲康唑等。

③抗结核药物。如异烟肼、利福平、乙胺丁醇、吡嗪酰胺、氨硫脲、对氨基水杨酸等。

④麻醉药物。如乙醚、氯仿、异氟醚、氟烷等。

⑤抗病毒药物。如阿糖腺苷、齐多夫定等。

⑥解热镇痛药物。如阿司匹林、布洛芬、消炎痛、扑热息痛、扑炎痛、炎痛喜康、保泰松等。

⑦抗癫痫药物。如苯妥英钠、抗癫灵、苯巴比妥、卡马西平等。

⑧抗精神病药物。如氯丙嗪、三氟拉嗪、奋乃静、异丙嗪、阿米替林、左旋多巴、安定、百忧解、泰尔登等。

⑨抗心律失常药物。如乙胺碘呋酮、心律平、异搏定、慢心律、奎尼丁、利多卡因、普鲁卡因酰胺、硫氮䓬酮、茚满丙二胺、心可定、心舒宁、罂粟碱、缓脉灵、心痛定、肼苯哒嗪、吲达帕胺、尼群地平、络活喜、尼莫地平等。

⑩β受体拮抗药物。如心得安、阿替洛尔等。

⑪抗高血压药物。如巯甲丙脯酸、甲基多巴等。

⑫抗凝药物。如双香豆素、华法林等。

⑬降脂药物。如消胆胺、舒降脂、烟酸、弹性酶、力平脂、吉非罗齐、月见草油等。

⑭降糖类药物。如氯磺丙脲、优降糖、格列齐特、糖适平、美吡哒、甲苯磺丁脲、降糖灵、二甲双胍等。

⑮抗甲状腺药物。如甲亢平、他巴唑、甲基硫氧嘧啶、丙基硫氧嘧啶等。

⑯抗溃疡病药物。如西咪替丁、雷尼替丁、法莫替丁等。

⑰抗肿瘤药物。如长春新碱、硫唑嘌呤、氮芥类、更生霉素、增光霉素、顺铂、甲氨蝶呤、阿霉素等。

⑱免疫抑制药物。如环磷酰胺、阿糖胞苷、6-巯基嘌呤、环孢霉素A等。

⑲皮质激素类药物。如乙烯雌酚、甲基睾丸酮、口服避孕药等。

⑳抗痛风药物。如秋水仙碱、别嘌醇等。

㉑抗寄生虫药物。如灭滴灵、左旋咪唑、甲苯咪唑、卡巴砷、伯氨喹啉、吡喹酮、海群生、驱蛔灵、肠虫清等。

㉒抗震颤麻痹药物。如左旋多巴、安坦等。

㉓镇静催眠药物。如异戊巴比妥、速可眠、水合氯醛等。

㉔维生素药物。如大剂量维生素A等。

㉕常用中草药。如雷公藤、乌头碱、川楝子、黄药子、芫花、广豆根、穿山甲、桑寄生、天花粉、青黛、紫金牛、四季青、莽草、五倍子、野百合、千里光、猫尾草、土三七、金不换、黄芩、麻黄碱、苍术、野石蚕、细沙虫草、艾叶、决明、贯众、苍耳子、蓖麻子、油桐子、鱼胆、红娘子、蟾蜍、雄黄、密陀僧等。

(7)合理用药莫伤肝：了解和掌握对肝脏有损伤的药物，就能在临床治疗过程中坚持合理用药，从而预防药物性肝炎的发生。

26. 应用保肝药物预防法
——口服药物保护肝

(1)保肝药物做辅助：保肝药物种类繁多，经国家有关部门正式批准的已达数以百计,可谓琳琅满目。在肝炎的预防过程中,正确使用保肝药物,可增强肝脏的功能和免疫能力,对预防肝炎具有一定的辅助作用。在肝炎流行期内,根据具体情况适量应用保肝药物,可对肝脏起到保护作用;乙型肝炎病毒表面抗原阳性、"大三阳"(乙型肝炎表面抗原阳性、乙型肝炎e抗原阳性、乙型肝炎核心抗体阳性)或"小三阳"(乙型肝炎表面抗原阳性、乙型肝炎e抗体阳性、乙型肝炎核心抗体阳性)者,视情适量服用保肝药物,可防止病情进一步发展,对预防急、慢性肝炎的发生具有一定的作用。

(2)据情用药做保护:肝脏在人体内有着极其重要而又非常复杂的功能,人类进食的绝大多数食物要通过肝脏进行加工、贮存、转化、合成、解毒、分泌和排泄,才能为人体所利用。因此,肝脏是人体内的重要器官,在肝脏出现某些异常状态时,可选择保肝药物进行保护性预防,防止进一步发展为肝炎。

①维生素C保护肝。维生素C是人体内必需的营养物质,也是人们比较熟悉的一种水溶性维生素。维生素C具有抑制病毒,提高体液免疫,促进抗体形成,增强抗病毒能力,增加白细胞吞噬功能的作用。实验证明,维生素C可减轻肝脏脂肪变性,结合细菌内毒素,从而减少对肝脏的损害;参与氧化还原过程,促进肝细胞的再生,增强其代偿功能,增加肝细胞的抵抗力。维生素C的补充方法有两种。一是从新鲜蔬菜和水果中获得,如青椒、油菜、青蒜苗、山楂、鲜枣、梨、柑橘等含量丰富。二是口服

维生素C片，每次0.1～0.3克，每日3次。

②三磷酸腺苷(ATP)护肝。三磷酸腺苷是细胞能量的主要来源，对许多代谢过程具有重要的调节作用，对肝细胞的修复具有促进功能。口服每次40毫克，每日3次；静脉滴注，每次20～40毫克，加入葡萄糖500毫升，每日1次。个别病人可有变态反应，滴注过多，过快易出现低血压和眩晕。

③细胞色素C护肝。细胞色素C是生物氧化的一个非常重要的电子传递体，参与细胞的呼吸过程。其用法为每次15～30毫克，加入5%～10%葡萄糖注射液500毫升，静脉滴注，每日1次。用前做皮肤过敏试验，注意预防变态反应。

④辅酶A利于护肝。辅酶A主要参与物质的氧化代谢，有利于保护肝脏的功能。其用法为每次50单位，加入5%～10%的葡萄糖注射液500毫升，静脉滴注，每日1次。

⑤口服肌苷保护肝。肌苷可直接进入细胞，参与物质代谢，并使受损害的肝细胞恢复，改善肝脏的功能。口服，每次0.2～0.4克，每日3次。

⑥葡醛内酯保护肝。葡醛内酯与胆红素、代谢废物、药物、毒素结合后，从胆汁中排泄，故具有解毒的作用。其用法为，肌内注射，每次0.1～0.2克，每日1～2克；口服，每次0.1～0.2克，每日3次。

⑦胆维他可保护肝。胆维他能增强肝细胞的活力，使胆汁分泌增多，有利于增强肝脏功能，保护肝细胞免受

毒性物质损害。口服,每次25毫克,每日3次。

⑧水解肝素保护肝。水解肝素即肝宁,含有全肝水解物、肌醇氧化胆碱及维生素等成分,可以补充肝细胞主要酶系统的构成材料,具有促进肝细胞再生、解毒和蛋白质合成的作用。口服,每次1～2片,每日3次。

⑨古拉定可保护肝。古拉定即还原型谷胱甘肽,能改善肝脏合成功能,促进肝脏解毒和代谢。其用法为,肌内注射600～1200毫克,每日1次,30日为1个疗程。有变态反应者禁用。

⑩甘舒宁可保护肝。常用剂型为甘舒宁注射液,对食物或药物中毒时的肝脏保护及解毒具有辅助作用。其用法为肌内注射,每次0.133～0.266克,每日1次;静脉滴注,每次0.133～0.266克,每日1次。

⑪核糖核酸保护肝。核糖核酸是从猪肝中提取分离而成,能促进肝细胞蛋白质的合成,具有改善氨基酸代谢,调节机体免疫功能的作用。其用法为肌内注射,每次6毫克,每日1次;静脉滴注,每次30毫克,每日1次或每次50毫克,隔日1次,或遵医嘱。

⑫甘利欣可保护肝。甘利欣即甘草酸二铵,具有保护肝脏细胞膜及改善肝功能的作用。其用法为静脉滴注,每次30毫升,用10%葡萄糖注射液稀释后滴注;口服,每次150毫克,每日3次,3～6个月为1个疗程。

⑬促肝细胞生长素。促肝细胞生长素是从乳猪新鲜肝脏中提取的多肽类活性物质,能促进肝细胞再生和正常肝细胞核糖核酸的合成,增强机体的免疫功能,具有保

护肝细胞的作用。其用法为静脉滴注，每次 20～80 毫克，每日 1 次。

⑭肝水解肽注射液。促进肝脏蛋白质的合成和肝细胞的再生，具有保护肝脏的作用。其用法为肌内注射，每次 20～40 毫克，每日 1 次；静脉注射，每次 100 毫克，每日 1 次，用 5%～10%葡萄糖注射液稀释后使用。

⑮叶绿素铜钠胶囊。具有增强肝细胞抵抗力，加速肝细胞修复与再生，保护肝脏功能的作用。口服，每次 1 粒，每日 3 次，30 日为 1 个疗程。

(3)合理应用莫疏忽：应用保肝药物预防肝炎发病，要克服“服用保肝药越多，保肝效果越好”的错误认识，做到合理应用而事半功倍。药可治病，也可致病，使用不当可导致或加重肝损害。因此，要请专科医师帮助提出方案，防止适得其反。

五、中医中药预防六法

27. 中成药预防法
——中成药物把病防

(1)中医分析肝炎病:黄疸症状明显的肝炎,属于中医学“黄疸”的范围,以目黄、身黄、小便黄为特征;黄疸症状不明显的肝炎,属于中医学“胁痛”、“郁症”、“肝胃气痛”、“湿病”、“积聚”的范围,以恶心、胁痛、脘腹胀满、身体倦怠为特征。中医认为,黄疸型传染性肝炎多因七情有伤,饮食不节,以致肝失条达,脾失健运,湿热毒邪乘虚入侵肝胆,胆汁外溢,郁于血分而发黄疸;或因脾阳不运,湿邪内阻而发黄疸。无黄疸型传染性肝炎主要由肝脾不和所引起。如肝气郁结而化热,脾失健运而停湿,以致湿热内蕴而发病。或因气郁伤肝,劳倦伤脾,气虚血少,气滞血瘀而致病。若病情迁延日久,可出现脾胃虚弱、气阴两伤,肝阴暗损、肾阴亏虚等证候。因此,应用中成药预防肝炎时,要根据流行特点和时令季节,运用中医理论进行综合分析,有针对性地选择药物进行预防。

(2)中成药物可防病:应用清热解毒利肝的中成药

物，可预防肝炎，特别是甲型肝炎的发病。应用保护肝脏的中成药，可增强肝脏功能，对乙型肝炎病毒表面抗原阳性、“小三阳”和“大三阳”者，可防止病情进一步发展而成为肝炎患者；对肝脏功能已受到损伤者，可促使其病情好转。

①大青叶制剂可解毒。大青叶为十字花科植物菘蓝的干燥叶，根茎为“板蓝根”，性寒，味苦、咸，均具有消炎消瘟、清热解毒的作用，可作为肝炎特别是甲型肝炎流行期间预防用药。其制剂较多，可选择应用。如板蓝根颗粒冲剂，1 次 0.5～1 袋，每日 3～4 次，冲服；复方大青叶片，1 次 3～4 片，每日 2 次，口服；复方大青叶口服液，1 次 1 瓶，每日 3 次，口服；复方大青叶注射液，1 次 1 支(2 毫升)，每日 1 次，肌内注射。

②维肝福泰片可护肝。滋补肝肾，益气养阴。1 次 2～3 片(1 片 0.4 克)，每日 3 次，口服。

③草仙乙肝胶囊保肝。清热解毒，健脾利湿，保肝补肾。1 次 6 粒，每日 3 次，口服。

④贞芪扶正胶囊强体。可促进肝脏功能的恢复，补气养阴。1 次 6 粒，每日 2 次，口服。

⑤心肝宝胶囊增免疫。可增强机体的自身免疫功能，扶正固本，保肝补肾，益精气。1 次 2～4 粒，每日 3 次，口服。

⑥苦参素性寒味更苦。清热利湿，抗病毒，保肝。1 次 0.2～0.3 克，每日 3 次，口服；肌内注射，1 次 0.4～0.6 克，每日 1 次。

⑦复方树舌片促排泄。本品由树舌、人参皂苷、五味子等天然药材精制加工而成，对肝脏解毒、排泄和再生有促进功能。1次3片，每日3次，口服。

⑧乙肝扶正胶囊扶正。保肝补肾，益气活血。1次4粒，每日2次，口服。

⑨五味子胶囊可滋补。补益肝肾。1次2～3粒，每日3次，口服。

⑩乙肝散冲剂可清热。清热解毒，疏肝利胆，健脾化湿，活血化瘀。1次9克，每日3次，口服。

⑪护肝片可疏肝理气。护肝片内含胆汁粉、保肝浸膏和五味子浸膏等，具有疏肝理气、降低转氨酶的作用。1次4片，每日3次，口服。

⑫水飞蓟素稳定代谢。水飞蓟素系从植物水飞蓟的种子中提取，对细胞膜结构及细胞代谢具有稳定作用，能改善肝脏功能，保护肝脏，减轻脂肪变性，促进蛋白质合成，抑制丙氨酸氨基转移酶的升高。1次2～4片，每日3次，口服。

⑬葫芦素片辅助预防。解毒，利湿，退黄。1次0.1～0.3毫克，每日3次，口服。

⑭茵栀黄注射液利湿。清热解毒，利湿退黄。静脉滴注，1次10～20毫升，用5%葡萄糖注射液300毫升稀释后滴注；肌内注射，1次2～4毫升，每日1次。

⑮苦黄注射液可疏肝。本品含有苦黄、大黄、茵陈蒿等，具有清热利湿，疏肝退黄的作用。静脉滴注，第一天10毫升，第二天20毫升，第三天30～60毫升，每日1次。

⑯田基黄注射液消炎。解毒消炎，降低转氨酶。肌内注射，1 次 2 毫升，每日 1～2 次。

⑰舒肝宁注射液益气。清热解毒，利湿退黄，益气扶正。静脉滴注，1 次 10～20 毫升，用 10%葡萄糖注射液稀释后滴注，每日 1 次。

⑱山豆根注射液降酶。山豆根注射液系从山豆根中提取的生物碱，它能减轻肝细胞的变性坏死，促进肝细胞再生和白蛋白合成，调节机体免疫功能，降低转氨酶。肌内注射，1 次 4 毫升，每日 1 次。

(3)辨证施防莫乱用：应用中成药预防肝炎发病或防止病情进一步发展，要遵照中医辨证的原则，针对肝炎的流行特点和个体的具体情况进行预防性用药；必要时可到医院找专科医师咨询，以便实施针对性用药，切忌自行乱用药物，以免引起不良反应。

28. 中药方剂预防法
——巧煎中药味更长

(1)中药方剂解疑难：中医药学是一个大的宝库，中药方剂学是中国医药学中的一个重要组成部分。千百年来，中药方剂为人类的生殖繁衍和防病治病做出了卓越贡献，为华夏文明做出了突出成绩。在肝炎的防治过程中，人们不断筛选和总结了很多有效方剂，解决了不少疑难问题，为提高人民的健康水平做出了积极努力。

(2)效方汇海防肝炎：预防肝炎的有效方剂很多，可根据实际情况选择应用。

①健肝汤解肝经郁热。柴胡、山栀各6克，白芍、瓜蒌各12克，红花3克，焦山楂12克，甘草3克。每日1剂，水煎，分2次服。可疏肝清热，化淤降酶。

②悦肝汤调肝失疏泄。紫丹参、全当归各15克，杜红花3克，川桂枝4克，柴胡12克，延胡索10克，绿萼梅5克，平地木20克，六月雪18克，白花蛇舌草20克，黄芪15克，鱼腥草25克。每日1剂，水煎，分2次服。可养肝降酶，温化活血。

③清肝饮可清热化湿。茵陈、蒲公英各50克，生山栀、柴胡、枳壳各10克，大黄6克，云苓16克，山楂、甘草各10克。每日1剂，水煎，分2次服。可和胃降逆，疏肝利胆。

④清肝汤解湿热蓄积。金钱草、茵陈、板蓝根各50克，车前子、枳壳各20克，木香、焦三仙、柴胡各15克。每日1剂，水煎，分2次服。可清热利湿，疏肝理脾。

⑤茵陈汤除肝经瘀滞。茵陈蒿30克，生栀子15克，板蓝根、蒲公英、忍冬花各15克，枳壳6克，碧玉散15克。每日1剂，水煎，分2次服。可祛湿清热，疏肝行气。

⑥舒肝饮解肝脾失调。紫丹参(酒炒)、杭白芍(酒炒)各10克，漂白术9克(土炒)，西枳壳(麸炒)、川郁金各6克，青皮(醋炒)、北柴胡各5克，炙甘草3克，炒麦芽9克，生山楂6克，鸡内金5克。每日1剂，水煎，分2次服。可疏肝实脾，解郁调气。

⑦犀泽汤解湿热蕴蒸。广犀角3克(研粉吞服)，泽

兰、败酱草各15克，土茯苓、对坐草、平地木各30克。每日1剂，水煎，分2次服。可清热化湿，疏肝理气。

⑧三乌汤可补虚除湿。首乌15克，乌豆衣、乌梅各9克，绵茵陈15克，牡丹皮9克，蝉衣4克，生地黄12克，当归、甘草各6克。每日1剂，水煎，分2次服。可养阴补虚，补肝利湿。

⑨泄毒汤除邪毒入侵。当归3克，川芎2克，生地黄、赤芍、白芍各3克，川连1.5克，胡连1克，牡丹皮2克，丹参、紫草、刘寄奴、鬼箭羽各3克，芦荟0.5克。每日1剂，水煎，分2次服。可清肝泄毒，活血降酶。

⑩六味饮补脾气虚弱。太子参、茯苓各15克，白术12克，川萆薢10克，黄皮果树叶15克，甘草5克，每日1剂，水煎，分2次服。可健脾补气，扶土抑木。

⑪益肝汤解肝郁血淤。党参12克，炒白术、炒苍术、藿香各10克，茵陈15克，当归、白芍各12克，香附、佛手各10克，山楂、泽兰、生牡蛎各15克，王不留行12克。每日1剂，水煎，分2次服。可健脾疏肝，清热利湿。

⑫加味四逆散解郁热。柴胡、白芍、枳实、郁金各10克，丹参12克，神曲10克，麦芽15克，连翘12克，板蓝根20克，藿香10克，甘草5克，白茅根10克。每日1剂，水煎，分2次服。可舒肝解郁，清热和胃。

⑬消郁散解肝郁血虚。柴胡、当归、白芍、白术各9克，茯苓12克，炙甘草4.5克，薄荷1.5克，煨姜2片。每日1剂，水煎，分2次服。可疏肝和脾，养血解郁。

⑭解郁养血汤可疏肝。柴胡9克，白芍12克，当归9

克，白术12克，茯苓15克，甘草3克，生姜3片。每日1剂，水煎，分2次服。可疏肝理气，健脾养血。

⑮疏肝汤除肝郁脾虚。当归9克，川芎6克，赤芍15克，桃仁、延胡索、香附各9克，枳壳6克，柴胡9克，甘草6克，白术9克。每日1剂，水煎，分2次服。可疏肝健脾，化淤通络。

⑯渗湿汤解水湿困阻。党参12克，白术、茯苓各9克，薏苡仁50克，山药、白芍、陈皮各9克，莲肉12克，砂仁3克，五味子6克。每日1剂，水煎，分2次服。可健脾柔肝，渗湿和中。

⑰柔肝汤补肝肾阴虚。细生地黄、全当归各9克，白芍15克，女贞子、五味子、麦门冬、枸杞子各9克。每日1剂，水煎，分2次服。可养血柔肝，滋阴理气。

(3)实际应用要巧选：中医药学为后人保留了丰富的医学文献，是劳动人民在实践中与疾病作斗争的经验总结。在肝炎的防治工作中，积累了大量效方，逐步形成了成套的防治理论以供人们借鉴。在应用中药方剂防治肝炎时，要针对具体情况进行辨证，以取得最佳效果。

29. 偏方验方预防法
——说说偏方和验方

(1)偏方验方防肝炎：偏方是指药味不多，对某些疾病具有较好防治疗效的方剂；验方是指药味可多可少，是在疾病的防治过程中不断总结的经验之方。应用偏方、验方防治疾病在民间源远流长，久负盛誉，“偏方、验方治大病”之说，几乎是家喻户晓，深入人心。偏方、验方预防肝炎由来已久，并收到了较好的效果。

(2)就地取材很方便：土方、单方、偏方和验方，是中医药学中的一朵奇葩，就地取材、方法简单，用药少、疗效好。

①垂柳枝60克。每日1剂，水煎，早晚分服。

②茵陈、板蓝根各15克。每日1剂，水煎，早晚分服。

③茵陈、栀子各15克。每日1剂，水煎，早晚分服。

④板蓝根、茵陈、夏枯草各30克，柴胡、甘草各6克。将上药共研磨，制成蜜丸，每丸6克。1次1丸，每日2次，连服5日。

⑤茵陈15克，大枣50克。每日1剂，水煎，早晚分服。

⑥五味子粉，1次3克，每日3次，温开水冲服。

⑦垂盆草30克，荠菜50克。每日1剂，水煎，早晚分服。

⑧溪黄草(干)30克。每日1剂，水煎，早晚分服。

⑨鸡眼草(鲜)30克。每日1剂，水煎，早晚分服。

⑩鱼腥草、豨莶草各9克，车前草6克。每日1剂，水煎，早晚分服。

⑪田基黄、山栀子各15克，大蓟、白茅根各30克。每日1剂，水煎，早晚分服。

⑫丹参30克，红糖15克。每日1剂，水煎，早晚分服。

⑬白背叶根60克。每日1剂，水煎，早晚分服。

⑭茵陈15克，栀子9克，熟军3克，焦三仙30克，炒谷芽12克。每日1剂，水煎，早晚分服。

⑮茵陈15克，栀子6克，大枣5枚，甘草6克。每日1剂，水煎，早晚分服。

⑯茵陈30克，制大黄6克，秦皮、土茯苓、蒲公英各15克。每日1剂，水煎，早晚分服。

⑰糯米草50克。每日1剂，水煎，早晚分服。

⑱豨莶草、田基黄各100克，一点红、旱莲草各50克，山栀子6克，车前草15克。每日1剂，水煎，早晚分服。

⑲玉米须、茵陈各30克，大黄6克，仙人掌15克。每日1剂，水煎，早晚分服。

⑳鬼针草50克。每日1剂，水煎，早晚分服。

㉑鲜芹菜100克，蜂蜜30克。每日1剂，适量水炖服。

㉒茵陈50克，绿豆100克。每日1剂，用煎茵陈的汁煮绿豆吃。

㉓茵陈、板蓝根、金银花、蒲公英各15克，紫草6克。每日1剂，水煎，早晚分服。

㉔柴胡6克，白芍、瓜蒌、焦山楂各12克，山栀子、红花、甘草各3克。每日1剂，水煎，早晚分服。

㉕岗稔根50克，红糖20克。每日1剂，水煎，早晚分服。

㉖泥鳅若干条。将泥鳅洗净，放入烘箱内烘干，温度以100℃为宜，使泥鳅达到可捏碎的程度，取出后研成粉

末。1 次 15 克，每日 3 次，饭后服。

㉗赤小豆、苦丁香、麻雀粪各 3 克。晒干后共研为末，用鼻子闻。

㉘大头菜（芜菁菜）子适量。将菜子晾干后研末。1 次 10～15 克，以开水调服。

㉙宝塔菜（甘露、地葫芦）根、积雪草各 50 克，黄栀子 10 克，茵陈 15 克。每日 1 剂，水煎，早晚分服。

㉚猪苦胆 1 枚，蜂蜜 100 克。取苦胆汁与蜂蜜调匀，放锅内蒸 20 分钟，顿服。

㉛玉米须 100 克，茵陈 50 克，山栀子、广郁金各 25 克。每日 1 剂，水煎，早晚分服。

㉜鲜麦苗 1 把，滑石粉 15 克。每日 1 剂，水煎，早晚分服。

㉝柳树枝叶、茵陈、车前草各 15 克，虎杖、蒲公英各 9 克。以上药物任选一种，每日 1 剂，水煎，早晚分服。

㉞茵陈 30 克，鲜白茅根 60 克，冰糖少许。每日 1 剂，水煎，早晚分服。

㉟玉米须（鲜品加倍）、茵陈、车前草各 30 克，白糖适量。每日 1 剂，前 3 味药水煎后，加入白糖，早晚分服。

㊱茵陈 30 克，鸡内金 15 克。每日 1 剂，炒后研末，早晚用开水冲服。

㊲茵陈 30 克，桃花 3 克。每日 1 剂，煎汁后，加入粳米煮粥，早晚分服。

㊳茵陈 30 克，代赭石粉 15 克，白糖适量。每日 1 剂，水煎，早晚分服。

㊴茵陈100克，蒲公英50克，白糖适量。每日1剂，前2味药水煎后，加入白糖，早晚分服。

㊵鲜垂盆草200克(切碎)，红枣20枚。加水1 000毫升，煎取汁600毫升，加白糖15克。1次饮150毫升，每日3次。

㊶丹参、板蓝根、鲜茅根各50克。每日1剂，水煎，早晚分服。

㊷茵陈、夏枯草、蒲公英、垂盆草、凤尾草、石打穿、糯稻根、平地木、白茅根、车前草、连钱草、鸡骨草。以上药物任选2种，各取50～100克，加红枣10枚。每日1剂，水煎，早晚分服。

㊸鲜毛莨适量，食用糖少量。捣烂后敷于一侧内关穴上，使其发泡。

㊹金银花12克，龙胆草6克，板蓝根、苦参、蒲公英各12克，五味子4.5克，甘草3克。每日1剂，水煎，早、中、晚3次分服。

㊺太子参、玉米须各50克。每日1剂，水煎，早晚分服。

㊻茵陈500克。加水煎煮3次，过滤液合并，煎成100毫升。1次16毫升，每日2次，连服3日。

(3)辨证选用莫等闲：偏方、验方是我国民间流传久远，且通过长期的生产、生活实践逐步认识到某些植物药、动物药和矿物药的防治作用，但未经过科学验证，即没有进行科学性、理论性、实践性的毒理实验和药物分析而提出科学的结论加以证实。因此，偏方、验方应因人、因地、因时而辨证应用，决不能盲目乱用和滥用偏方、验方。

30. 药膳预防法
——药膳预防心不慌

(1)药膳防病有奇效：药食同根自古有训。天地之间，五谷杂粮，飞禽走兽，山珍海味等食品皆可入药。我国的药膳集菜、烹调、医药三位为一体，珠联璧合，变苦口良药为佳肴美味，闻名中外，誉满全球。药膳的特点是食借药之力，药助食之威，相辅相成，锦上添花。药膳既可益寿健身，又可用于防病治病，具有祖国医药学的真谛，展现了现代营养学之精华，深受中外民众之青睐。药膳用于预防肝炎古来有之，特别是在肝炎流行期内或者是肝功能轻度异常者，适当选择药膳食之，可预防其发病或阻止病情进一步发展。

(2)医食同源用中药：医圣孙思邈曰："凡是治病，应先食疗，如食疗不愈，然后命药。"精辟而独到地论述了食疗是行之有效的防病治病措施。药膳将传统的烹调技术与药物结合，把食物与中药融为一体，既能饱腹乐口，又能防病治病。有道是仙丹妙药灵芝草，不如五谷杂粮好。

①夏枯草清肝膏保肝。夏枯草 2 000 克，茵陈、蒲公英各 2 500 克，红枣 500 克，陈皮 250 克，以清水 10 升将上药共煎，去渣浓缩至 5 升左右，加白糖 2 000 克，小火收汁，冷却后装瓶备用。1 次 20 克，每日 3 次，口服。可解

毒保肝，健脾理气，清热利湿。

②田基黄煮鸡蛋疏肝。鲜田基黄250克（干品100克），柿饼30克，鸡蛋2个。同入沙锅内煮，蛋熟后去壳，再煮片刻，使2碗水煎成1碗，食鸡蛋和柿饼，饮汤。每日1剂，连饮10～15日。可疏肝理气，养胃和中。

③佛手柑粥常吃效佳。佛手柑15克，粳米100克，白糖适量。共煮为粥食之。可疏肝理气，醒脾开胃。

④鲜萝卜芹菜车前饮。鲜芹菜100～150克，鲜萝卜100克，鲜车前草30克，蜂蜜适量。将芹菜、萝卜、车前草捣烂取汁，加蜂蜜煮沸后温饮，每日1次。可消肿利水，疏肝理气。

⑤黄芪灵芝草猪肉汤。黄芪15克，灵芝草9克，猪瘦肉100克，调味品适量。加水适量共煮汤，去药渣调味后食肉，喝汤。每日1次，连食10～15日。可健脾补气，益肝保肝。

⑥鸡骨草大枣猪肉汤。鸡骨草（摘除全部豆荚）30克，大枣10枚，猪瘦肉100克，调味品适量。加水适量共煮，去药渣调味后食肉，喝汤。每日1次，连食10～15日。可健脾益气，保肝和胃。

⑦赤豆花生仁牛肉汤。赤豆200克，花生仁150克，牛肉250克，大蒜100克，混合共煮至烂。食肉，喝汤，每日1剂，早晚空腹温热食。可清热解毒，健脾化湿，和胃柔肝。

⑧大叶紫珠熟煮鸡蛋。大叶紫珠200克（干品减半），鸡蛋4个。放沙锅内共煮，蛋熟后去壳，再煮数小

时，至蛋色发黑为止。1次吃2个鸡蛋，每日2次。可活血化瘀，消肿止痛。

⑨茯苓粥可酌加红糖。茯苓粉30克，红枣20枚，粳米100克，红糖适量。先将粳米煮粥，再将红枣小火煮烂后连汤倒入粳米粥内，加茯苓煮数沸，酌加红糖后便可食用。每日1剂，早晚分服。可健脾补中，滋肝益气。

⑩茵陈干姜饮可清肝。茵陈15克，大枣5枚，干姜6克，红糖适量，水煎去药渣。食枣，喝汤。每日1剂，早晚分服。可补脾温中，利湿清肝。

⑪玫瑰鲤鱼汤可柔肝。赤豆500克，活鲤鱼1条(500克以上)，玫瑰花15克，调味品适量。鲤鱼去肠杂，与赤豆、玫瑰花共煮至熟，去花后调味。分3次食，隔日1剂。可利水渗湿，健脾柔肝。

⑫杞子南枣熟煲鸡蛋。南枣10枚，枸杞子30克，鸡蛋1 000克。将枸杞子、南枣加水适量，以小火炖1小时，打入鸡蛋液，再煮片刻，做成荷包蛋。食蛋，喝汤，每日1剂，早晚分服。可滋肝补肾，健脾生津。

⑬山药桂圆熟炖甲鱼。山药片30克，桂圆肉20克，甲鱼1只(约500克)。先将甲鱼在45℃温水中排尽尿液后，烫死去肠杂及头爪，连甲带肉加水适量，与山药、桂圆肉清炖至烂熟。食肉，喝汤。可养阴生津，滋补肝肾。

⑭鲤鱼赤豆汤可滋肝。活鲤鱼1条(约500克)，赤豆120克，陈皮6克，调味品适量。鲤鱼去鳞及肠杂，洗净，加入赤豆、陈皮共煮至烂熟。调味后食鱼肉，喝汤。可滋补肝肾，清热解毒。

⑮茯苓赤豆煮薏仁粥。白茯苓粉20克，赤小豆50克，薏苡仁100克。先将赤小豆浸泡半天，与薏苡仁共煮粥，赤小豆煮烂后，加茯苓粉再煮，用白糖少许调味。随意食，每日数次。可清热解毒，健脾去湿。

⑯茅根猪肉羹解热毒。鲜茅根150克（干品100克）截成2厘米长，猪瘦肉丝250克。加水适量共煮熟，用食盐、作料调味。分次食之。滋阴润燥，清热解毒。

⑰田基黄粥白糖调味。田基黄50克，大米120克，白糖30克。将田基黄洗净，切成3～5厘米长的小段备用；大米淘净，入锅内加水500毫升，置大火烧沸后煮30～40分钟后，加入田基黄、白糖后用小火煮15分钟即成。每日早晚食用。可清热解毒，消肿散瘀。

⑱二豆鲤鱼汤随意食。赤小豆、绿豆各50克，鲤鱼300克，姜10克，食盐5克，米酒10毫升。赤小豆、绿豆洗净，加温水1 000毫升，用大火煮1小时。姜洗净，切片放入锅内，再加水500毫升，小火煮30分钟。鲤鱼洗净，去腮、鳞及内脏，入锅继续炖煮20分钟，加入食盐和米酒炖10分钟即成。每日2次，1次吃鱼50克，随意食用赤小豆、绿豆，喝汤适量。可清热解毒，利水除湿。

⑲芹菜荸荠包制馄饨。芹菜、荸荠各200克，猪瘦肉100克，面粉250克，葱、姜、食盐、酱油各10克，鸡蛋1个，淀粉20克。荸荠去皮，与芹菜、猪瘦肉、姜、葱一起剁烂，放入酱油、鸡蛋、淀粉搅匀成馅；面粉加水揉成面团，擀制成皮，入馅包成馄饨；锅内加水1 000毫升烧开，放入馄饨煮熟。1次食10个馄饨，喝汤适量，每日2次。可保

肝益肾，滋补利湿。

⑳海带陈皮冬瓜香菇。海带50克，陈皮30克，冬瓜500克，鲜香菇100克，食盐10克。冬瓜去皮，洗净，切片，鲜香菇洗净，陈皮、海带切丝，共入锅内加水1000毫升，沸煮30分钟后加入食盐。1次饮100毫升，上、下午各1次。可清热解毒，增强免疫，理气解郁。

㉑胡萝卜田螺粥解毒。田螺肉150克，胡萝卜250克，米酒10毫升，大米250克，葱、姜、食盐、白糖各10克，植物油30克。将胡萝卜洗净，去皮，切成1厘米方块，田螺洗净，用开水氽一遍；锅内加入植物油，烧至6～7成热，放入葱、姜炒香，加入胡萝卜、田螺、大米、食盐、白糖、酱油及水500毫升，煮沸30分钟即可。1次50克，每日3次。可清热解毒，抗病毒，祛黄疸。

㉒梅花大米白糖煮粥。红梅花20克，大米150克，白糖30克。将大米洗净，放入锅内，加水500毫升煮沸；红梅花洗净放锅内共煮30分钟后，加入白糖即可。1次50克，每日2次。可清肝补肝，滋阴解郁。

㉓枸杞红枣熟煮鸡蛋。枸杞子20克，红枣10枚，鸡蛋2个。枸杞子、红枣洗净，加水500毫升，小火煮30分钟，鸡蛋煮熟后去皮入锅，再煮10分钟即成。每日1剂，早晚分食。可解毒去瘀，健脾利湿。

㉔鸡骨草田螺煮姜汤。鸡骨草80克，田螺500克，姜5克。将鸡骨草、田螺洗净，放入500毫升水中，小火煮30分钟，再加入姜煮20分钟即可。1次饮汤50毫升，每日2次。可健脾利肝，补气补血。

㉕红枣茵陈五味子粥。红枣20枚，茵陈100克，五味子50克，小米100克。茵陈、五味子洗净，用纱布包好，红枣洗净，小米淘洗后共入锅内，加水1 000毫升，与药包、红枣同煮沸30分钟即可。1次100克，每日2次分食。可滋肝养肾，补气生津。

㉖黄芪桂枝胡萝卜汤。黄芪50克，桂枝10克，白芍25克，胡萝卜100克，白糖50克。将黄芪、桂枝、白芍洗净，去杂质，胡萝卜洗净，去皮，切成1厘米方块，放锅内加水750毫升，煮沸30分钟后放入白糖。1次50毫升，每日3次。可清热解毒，利肝消肿。

㉗鲫郁附归芍陈丝汤。活鲫鱼250克，郁金、香附、当归、白芍、陈皮各10克，丝瓜络、调料各适量。将郁金、香附、当归、白芍、陈皮、丝瓜络洗净，加水750毫升煮40分钟，取汁去药渣；鲫鱼去肠杂和鳞，洗净，入锅内倒入药汁，加调料共煮30分钟。1次50克，食鱼肉，喝汤，每日3次。可养血补肝，理气解郁。

㉘柴胡疏肝粥疏肝郁。柴胡、白芍、香附、川芎、枳壳、麦芽各10克，甘草9克，粳米100克，白糖适量。诸药加水煎取药汁，倒入粳米中煮粥，粥成后加白糖。每日1剂，早晚温热食。可疏肝柔肝，健脾解郁。

㉙柴胡白芍大枣煮粥。柴胡、白芍各10克，大枣10枚，粳米100克，冰糖适量。诸药水煎取药汁，与粳米共煮成粥后，加冰糖即可。每日1剂，早晚温热食。可疏肝解郁，温中健脾。

㉚首乌大枣粥可护肝。制首乌40克，大枣10枚，粳

米100克,红糖少许。共煮成粥,加红糖调匀。每日1剂,早晚温热食。可滋肝护肝,健脾润燥。

㉛枸杞首乌煮黑豆汤。枸杞子20克,制首乌10克,黑豆50克,加水共煮至烂。食豆,喝汤。每日1剂,早晚分服。可滋补肝肾,促进肝细胞代谢。

㉜冬虫夏草炖鸡保肝。鸡肉150克,冬虫夏草10克,食盐少许。同放搪瓷容器中加水适量,隔水炖至鸡肉烂熟,加食盐调味。食肉,喝汤。每日1剂,早晚分食。可调节机体免疫,抑制乙型肝炎病毒,改善肝脏功能。

㉝山楂丹参枸杞蜜膏。山楂250克,丹参500克,枸杞子250克,蜂蜜100克,冰糖60克。将山楂、丹参、枸杞水煎取药汁,对入蜂蜜、冰糖,煮沸后文火煮30分钟左右,待药液黏稠后去火冷却,装入容器内密封保存。1次1匙,每日3次,温开水冲服。可开胃补气,柔肝护肝。

㉞香附川芎煮乌骨鸡。香附、川芎各5克,乌骨鸡0.5只,调味品适量。乌骨鸡去毛和内脏,加水适量,与香附、川芎共煮至鸡肉熟烂后调味。食肉,喝汤。每日1剂,早晚分食。可疏肝解郁,养血补血。

㉟紫茄大米共煮成粥。紫茄子1 000克,大米150克。将茄子洗净,切碎,与大米同煮成粥。每日3次适量食,连食数日。可清热祛湿。

(3)色香味美之佳肴:民以食为天。药膳是我国人民在数千年的岁月中,不断探索、完善和确立的,充分发挥了食物的药理作用,并与某些中药配合,做成美味可口的佳肴,既能保健强身、延年益寿、开智益脑,又可防治疾病，可谓一举数得。

31. 药茶预防法
——冲饮药茶防病忙

（1）药茶防病好经验：古代劳动人民在生活实践中积累和总结了用茶防治疾病的经验。在浩如烟海的古医籍中，记载了大量的药茶，以及用茶防病治病的方法。药茶能补益身体，防病强身，止渴润燥。

（2）辨证饮茶防肝炎：药茶由中草药、食物、茶叶组成，单味或多味配伍，经过煎煮或冲泡以代茶饮用，从而防病治病，保健养生。肝炎流行时，有针对性地饮用药茶，可以起到预防作用；肝脏功能有轻度异常者，饮用药茶，可防病情发展而转成肝炎患者。

①茵陈栀子茶。茵陈30克，栀子12克，制大黄5克。共为粗末，放入杯内，沸水冲泡。代茶饮，每日1剂，频频饮用。可清热利湿，解毒利肝。

②加味柴胡茶。柴胡15克，枳壳、甘草各10克，白芍12克。共为粗末，沸水冲泡。代茶饮，每日1剂，频频饮之。可疏肝清热，理气宽中。

③银花杭菊茅根茶。金银花20克，杭菊15克，白茅根、白糖各30克。将白茅根切成碎末，与金银花、杭菊、白糖共入茶壶内，沸水冲泡。代茶饮，每日1剂，频频饮用。可清热利湿，解毒利肝。

④山楂五味子茶。山楂50克，五味子、白糖各30克。

将山楂、五味子水煎2次取汁，调入白糖。每日1剂，代茶饮之。可补益肝肾，收敛降酶。

⑤两山柳枝茶。山楂、山药各10克，鲜柳枝（带叶）90克。将柳枝洗净，切碎，与山楂、山药一同放入沙锅内，水煎2次去渣取汁。每日1剂，代茶饮用。可健脾益肝，利尿退黄。

⑥茵陈山楂茯苓茶。茵陈40克，山楂、茯苓各30克，泽泻、白术、砂仁、陈皮各10克，鸡内金12克。水煎2次取汁。代茶饮用，每日1剂。可清热除湿，利肝退黄。

⑦丹参茵陈茶。丹参、茵陈各30克。共制为粗末放杯内，沸水冲泡。代茶饮用，每日1剂。可清热利湿，活血化瘀。

⑧郁金清肝茶。广郁金（醋制）10克，炙甘草5克，绿茶2克，蜂蜜25克。将前3味药加水煮沸10分钟，去渣取汁后调入蜂蜜。代茶饮用，每日1剂。可疏肝解郁，利湿祛瘀。

⑨芜菁子茶。芜菁菜子10克。捣碎后放入保温杯内，用沸水冲泡。代茶饮用，每日1剂。可清热祛湿。

⑩茵陈茶。茵陈、白糖各30克。将茵陈、白糖放入杯内，沸水冲泡。代茶饮用，每日2剂。可清热利湿。

⑪玉米须茶。玉米须15克。将玉米须洗净切碎，放入杯内，沸水冲泡。代茶饮用，每日2剂。可解毒祛湿。

⑫茵陈附子茶。茵陈20克，制附子10克，生姜15克，甘草10克，红糖30克。将中药制成粗末，与红糖一同放入杯内，沸水冲泡。代茶饮用，每日1剂。可温中散

寒，解毒祛湿。

⑬稻根红枣茶。糯稻根50克，红枣10枚。放入沙锅内加水500毫升，煎沸20分钟，取汁。代茶饮用，每日1剂，分2次饮服，连饮7～14日。适用于预防传染性肝炎。

⑭茵陈丹参红糖茶。茵陈30克，丹参60克，红糖适量。将上药放入盛有开水的保温瓶内，浸泡20分钟，取汁。代茶频频饮用，每日1剂。可清热利湿，退黄利肝。

⑮胡萝卜缨茶。干胡萝卜缨200克。放入沙锅内加水1500毫升，沸煎20分钟，取汁。代茶分数次饮用，每日1剂。可清肝退黄，适用于预防黄疸型肝炎。

⑯垂盆草茶。垂盆草60克，红糖适量。将垂盆草放入盛有开水的保温瓶内，浸泡30分钟，取汁倒入茶杯内，调入红糖。代茶频频饮用，每日1剂。可清热解毒，利肝除湿。

⑰茵陈枯草茶。茵陈30克，夏枯草15克，大枣10枚。将上药放入盛有开水的保温瓶内，浸泡20分钟，取汁倒入杯内。代茶频频饮用，每日1剂。可清肝火，散郁结，平肝阳，退黄疸。

⑱青叶板蓝根茶。大青叶、板蓝根各30克，茶叶15克。将上药放入盛有开水的保温瓶内，浸泡30分钟后，取汁倒入杯内。分数次代茶饮用，每日1剂。可清热解毒，利湿退黄。

⑲酸枣茶。酸枣适量。放入沙锅内，加水至超出枣面2厘米左右，沸煎15分钟。食酸枣，频频代茶饮汤，每日1剂。可利湿降酶，柔肝安神。

⑳苦参茶。苦参10克,生甘草3克。将苦参、甘草洗净,用沸水冲泡。代茶频频饮用,每日1剂。可清热燥湿,护肝保肝。

㉑茵陈蒿茶。茵陈蒿15克,山栀、柴胡、白芍各10克。将上述药物洗净,放入大沙锅中,加水煎煮,取汁。代茶频频饮用,每日1剂。可清热利湿,疏肝利胆。

㉒黄柏茶。黄柏10克,生甘草3克。洗净后沸水冲泡。代茶频频饮用,每日1剂。可清热燥湿,泻火解毒。

㉓龙胆茶。龙胆草10克,生甘草3克。洗净后沸水冲泡。代茶频频饮用,每日1剂。可清热燥湿,泻肝火,定惊痫。

㉔茵陈绿茶。茵陈30克,生大黄6克,绿茶3克。将茵陈、生大黄研制成粗末,置保温瓶中,冲入适量沸水闷泡10分钟,加入绿茶,再闷泡5分钟,取汁。代茶频频饮用,每日1剂。可清热解毒,泻火利肝。

㉕板蓝根清肝茶。板蓝根30克,茵陈15克,炒黄柏9克。将上述药研成粗末,放入保温瓶中,冲入适量沸水20分钟。代茶频频饮用,每日1剂。可清热解毒,清肝利湿。

㉖蛇舌草泄肝茶。白花蛇舌草50克,茵陈15克,生甘草5克。将上药共研粗末,置保温瓶中,冲入适量沸水,盖闷15分钟。代茶频频饮用,每日1剂。可清热解毒,泄肝除湿。

㉗玫瑰黄芪茶。玫瑰花3克,黄芪10克。置茶杯内沸水冲泡,盖闷片刻。代茶频频饮用,每日1剂。可疏肝

解郁，理气健脾。

㉘行气活血茶。葛根、草河车、白芷、郁金、枳壳、生甘草各9克，红花、泽兰各15克，赤芍、白芍、五味子各12克。将以上药物共研为末，每次用50～60克置保温瓶中，冲入开水，盖闷15～30分钟。代茶频频饮用，每日1剂。可疏肝理气，化淤涤邪。

(3)配制简便疗效全：药茶是祖国医学中的一颗明珠，有着悠久的历史和丰富的内涵，在医药卫生中发挥了重要作用。药茶具有配制简便、使用方便、价格低廉、就地取材、疗效显著等特点，在肝炎的预防工作中，根据具体情况，适当选择饮用药茶，不失为一种行之有效的方法。

32. 中药进补预防法
——中药施补不妄想

(1)滋补防病强身体：进补中药预防肝炎，是指通过服用具有保健养生、强体健身作用的中药，促使人体气血旺盛、阴阳平衡、脏腑协调，从而强化机体的抗病能力，增强肝脏功能，焕发人体的生机，达到预防肝炎的目的。特别是年老体弱及肝功能已有轻度异常者，中药进补可起到较好的预防作用。

(2)滋补原则要谨记：传统的中药进补虽然具有增强体质、纠正阴阳气血偏差、协调脏腑功能、疏通经络的作用，在一定程度上可起到预防肝炎的作用。但在具体使用时，要用之得当，不能走偏，必须遵循中药进补的原则。

①因人进补莫忽视。要根据年龄、性别、体质和生活习惯等不同特点，有针对性地选用补药。少年儿童乃纯阳之体、生机旺盛，但气血未充、脏腑娇嫩，不胜补药，否则拔苗助长，故应慎服人参、蜂王浆之类的补品。若禀赋不足、生长发育迟缓、体质弱者，亦要少进补品以壮根基，增强自我防病能力。青壮年时期，机体发育成熟，大多无须进补，即使进补，亦应以平缓少量为宜。老年人精血亏耗，必须进补。宜对症选药，少量频用，持之以恒，切忌重剂骤补，一曝十寒，才能起到预防疾病的作用。

②因时进补要适宜。中药进补要根据四季阴阳盛衰消长的不同和肝炎流行发病的时令季节，采取不同的方法，以提高中药进补强体质、预防肝炎发病的针对性。春天进补，宜用辛散升提之品。北方宜用肉桂、当归、熟地黄、人参等；南方宜用玉竹、沙参、生地黄等。夏天进补，宜用药性微凉，益气生津，健脾和胃之品，如菊花、佩兰、藿香、绿豆、西瓜、西洋参、黄芪、白木耳、山药、白术等。秋季进补，宜用滋阴润燥之品，如石斛、百合、冬虫夏草等。冬季进补，宜用温补润燥之品。北方宜用红枣、鹿茸、桂圆、肉桂、紫河车、食用菌等；南方宜用熟地黄、菟丝子、桑寄生等，从而增强机体的抗病能力。

③对症进补强体质。中药进补讲究对症，气虚补气、血虚补血、阴虚补阴、阳虚补阳，切不可乱补。补之太过反而导致壅滞而诱发疾病，故应适可而止，以防病、增强体质为主。

④虚不受补补不滞。脾胃虚弱之人进补时，宜健脾和胃。因脾胃不健，可致气机壅滞，药力难行，故宜健脾为先，补不滞之品，从而增强肝脏功能。

(3)紫河车能补元气：紫河车即胎盘，性温，味甘、咸，补元气、益精血、养心肝肾，是一种滋补佳品。紫河车含有丰富的蛋白质、维生素、铁、钙、磷及雌性激素等，适用于虚劳损伤、精血不足之证。肝炎流行季节，体虚多病者可服之，单味服用或与其他滋补品合用均可。有胎盘粉、胎盘口服液、河车大造丸、复方胎盘片等制剂。

(4)人参养津可补气：人参产于我国东北及朝鲜等地，性微温，味甘、微苦，具有补气养津之功效。肝炎急性期和慢性肝炎活动期不宜服用，因其可导致湿热郁积而成实证。素体阳虚而体弱多病者，在肝炎流行期可适当服用，以增强体质，预防肝炎的发生；肝炎恢复期经医师诊断确有阳虚者，可考虑应用，以预防病情反复发作。

(5)西洋参养阴补益：西洋参产于北美、加拿大等地，性凉，味苦、甘，具有养阴、清火、生津之功效，有较好的扶正补益作用。脾胃虚弱者服用，可强体固本，抵抗肝炎病毒入侵，但急、慢性肝炎患者不可应用。

(6)补气护肝选黄芪：黄芪具有固表止汗，拔毒排脓，补气升阳，利水退肿等功效。研究证实，黄芪含有人体必需氨基酸、淀粉酶、糖类、核黄素、铁、钙、磷、硒等成分。有人分析 45 万人服用硒盐证明，有减少肝炎发病的效果。黄芪有护肝作用，可防止肝糖原减少，刺激体内干扰素生成，调节机体免疫等功能。黄芪可单味煎服，也可与其他药物配伍应用；或将黄芪洗净，塞在活杀的母鸡肚内，隔水清蒸至熟后食。

(7)红枣滋补健胃脾：红枣又称大枣，具有补脾胃、益气血、养心安神、缓和药性等作用。红枣中含皂苷类、黄酮类、维生素、糖类、铁、钙、磷、钾、锰等，乃滋补佳品。红枣具有保护肝脏的功能，可用于肝炎的预防和治疗。红枣可生食，亦可蒸煮后食、制甜羹、煮枣粥、入各类补膏汤药等。食用红枣注意事项如下：一是红枣适宜于一切虚证，如脾胃虚寒、肝肾阳虚、气血两虚等；二是不宜过量食，过食会损伤消化功能而引起腹胀、便秘等；三是患实证的病人不宜食之。

(8)冬虫夏草说药理：冬虫夏草又名虫草，是麦角菌科虫草属的一种药用和食用真菌，为我国传统的名贵强滋补药。冬虫夏草性温，味甘、微辛。具有补精益髓，调节人体对乙型肝炎病毒的免疫功能，抗病毒，抗肝纤维化，调整白、球蛋白比例，降低转氨酶等作用。冬虫夏草可直接碾碎服用或焙至60℃存性碾碎，1次5克，每日2次，口服；也可与鸡、鸭、猪肉炖食。例如，冬虫夏草炖老鸭、冬虫夏草炖鸡、冬虫夏草速溶茶、冬虫夏草水煎剂等。冬虫夏草制剂，如心肝宝、金水宝、百令胶囊、虫草精胶囊等，也可视情选用。冬虫夏草产地不同，其效果也不同，以青藏高原等产地的冬虫夏草为最佳。

(9)调节免疫说蚂蚁：蚂蚁属于中药虫类药的一种，既可食用也可入药。它含有50%的蛋白质和人体必需氨基酸、维生素、锌等多种营养成分，具有调节人体免疫功能、保护肝脏、抗病毒等作用，可用于乙型肝炎的防治。

(10)食用蕈类要常食：食用蕈含多种人体必需氨基酸，其数量、比例与人体需要一致，食用后消化率可达80%。还有维生素A、维生素B_1、维生素B_2、维生素B_6、维生素C、维生素D、烟酸及多种无机盐、微量元素等，其中的多糖类物质能促进和提高人体的免疫功能，有利于防治乙型肝炎和脂肪肝。

六、传统经验预防八法

33. 春季养肝预防法
——调畅肝气浊气排

(1)春季防病莫放松:春季从立春开始,到立夏的前一天为止。立春以后,阳气回转,大地回春,冰雪消融,春风微拂,花红柳绿,生机盎然。各种细菌、病毒等微生物开始生长繁殖而传播疾病,也是肝炎的好发季节。因此,要搞好养生防病,增强肝脏功能,预防肝炎的发病。《素问·四气调神论》云:“春三月,此为发陈,天地俱生,万物以荣,夜卧早起,广步于庭,披发缓行,以使志生。”指的是春季养生应该早起,在庭院或野外缓缓散步,披散束发,穿宽松舒适的衣服,使血液循环畅通,气血调和,肝气舒达,精神焕发,机体得以保养,肝脏功能得以增强。

(2)春宜养肝强功能:《素问·六节藏象论》曰:“肝者,通于春气。”《难经·四十一难》云:“肝者,东方木也;木者,春也。”说明五脏之中肝脏与春季的关系较为密切。从事物的五行属性看,肝属木,应于春。春归大地,树木抽丝吐绿,舒展枝芽。肝的生理特性就像春天的树木一样，具有生长、升发的特性，故肝气以升发为顺，主人体阳气升腾。因此，古人把肝的特性描述成“喜条达而恶抑郁”，“条达”是形容树木的枝条旁达舒展、顺畅不屈，乃木之本性。在正常生理状态下，肝气之升发，犹如树木之伸展，柔和舒畅，既无抑郁，也不亢奋。中医认为，肝主藏血，具有贮藏血液和调节人体血量分布的作用；肝主疏泄，具有保证全身气血运行顺畅的功能；肝还能调节情绪，分泌、排泄胆汁和帮助食物消化吸收。肝性条达，肝气调畅，浊气排泄，肝功能正常，才能保证人体气血和调、经脉通利，使脏腑活动协调；若肝失条达，不能疏泄，则周身气血运行紊乱，脏腑功能活动受到干扰而发生肝脏疾病。明代医家张景岳说：“春应肝而养生。”春天的到来，温暖的气候使人体的新陈代谢日趋旺盛，血液循环和营养供给相应地增加，以适应人体各种生命活动的需要。因此，春季养肝应从精神情绪，饮食起居、运动锻炼、休闲娱乐等方面，顺应春季阳气升发的气候特点，促进肝阳生长，肝气升发条达。

(3)春季宜练“嘘”字功：春季养肝要经常练练“嘘”字功，积极培育肝脏功能。古人曰：“善治肝病者，乃善治百病。”“嘘”字功乃春季养肝护肝的重要方法之一。其要领与方法如下：

①面朝东站立，两脚自然分开与肩同宽，两膝微屈，头正颈直，含胸收腹，直腰拔背；两手臂自然下垂，两腋虚空，肘微屈，两手掌轻贴于大腿外侧；全身放松，两眼睁开，平视前方。年老体弱或因病不能站立者，可改为坐

位。

②采用腹式呼吸。呼气时收腹提肛，人体重心略向后移，脚跟着力，足趾轻轻点地；吸气时两唇轻合，舌抵上腭，腹部隆起；呼吸要自然均匀，用鼻吸气，用口呼气。

③站立放松，呼吸调顺后，两手缓缓上提，掌心向上，经腰上肩，过头顶后，两手重叠，右手掌覆在左手掌上，掌心向里，轻压在枕后，头慢慢地转向右侧，微向右上方仰起，上半身随之稍微向右侧转；转运过程中慢慢吸气，待转至右侧后，头仰定，两目圆睁，用力呼气，同时发出"嘘"字音。

④"嘘"毕，头慢慢地转向左侧，微向上方仰起，上半身随之向左侧转；转动过程中，慢慢地吸气，待转至左侧后，头仰定，两目圆睁，用力呼吸，同时发出"嘘"字音。如此左右反复3遍，嘘气6次。此后，两手向两侧移开，缓缓地放下，自然下垂，两手掌还原轻贴于大腿外侧。

⑤嘘后调息，改用正常呼吸，但仍坚持鼻纳口吐，平定情绪，息心静思，两目微闭，两唇轻合，舌抵上腭，上下齿轻轻相叩36次。在叩击过程中，口中生津，用力猛咽，以意念送至腹部丹田。嘘气后调息的目的在于补养体内正气。

⑥春季养肝"嘘"字功宜每天早晚各练1次，春季三月天天坚持。练功时衣裤要宽松，精神须乐观，全身须松弛，动作柔和缓慢。"嘘"字音调要柔细匀长，使气呼尽。要做到圆目睁开、扬眉而展，使肝气得以舒达，肝中邪气得以外泄。

⑦嘘后调息时，宜改为闭目凝神，即所谓“垂帘内照”，这是春季养肝的重要方法。

⑧练“嘘”字功，不仅可以养肝明目，还可防治肝虚、肝火旺、肝肿大、肝硬化、食欲不振、消化不良、头晕目眩等症。

34. 梳头预防法
——角梳梳理疏经快

（1）梳头防病细梳理：中医学博大精深，凝聚着我国劳动人民的天才和智慧，其中相当一部分属于自然疗法体系，经络全息学说就是其中一颗闪闪发光的明珠。中医认为，头为“诸阳之会，百脉之宗”，脑为“元神之府”，人体的十二经脉和奇经八脉及四肢九窍大都会合于头部。头部有几十个穴位，约占全身穴位的四分之一。这些头穴既是一个刺激点，又是一个反应点，不仅与相应的内脏器官有着明显的生理学上的联系，而且与中枢的定位功能相吻合，是人体健康状况的晴雨表，为人们提供了防病治病的科学依据。

（2）巧施角梳作刺激：梳头预防肝炎的发病，就是运用梳具的物理刺激，使机体内脏器官在头部特定的投影产生生物信息，不断地传递输入到有关脏腑，对相应脏腑的生物信息加以调节，从而起到调整脏腑功能的作用。通过头部经络全息区的梳理活动，可畅达经络，调和阴阳，宣通气血，扶正固本；可使头部毛孔开泄，邪气外排，补氧祛瘀;可调整脏腑,增强人体免疫能力,加强器官组织细胞的新陈代谢,从而收到防病治病的效果。梳头作为预防肝炎的一种辅助方法,具有实用、灵验、方便、安全的特点,只要持之以恒,坚持经常梳头,便可收到较好的预防效果。

(3)全息穴区有信息:大脑是人体高级神经系统的中枢。《灵枢·海论》曰:“脑为髓之海,其输上在于其盖,下在风府。”《素问·脉要精微论》云:“头者,精明之府。”说的是气血汇集之处,五脏六腑之精气皆上注于头面;脑为奇恒之腑,与心、肝、肾、经络关系密切,有“牵一发而动全身”之功效,故可用于肝炎的预防。

(4)穴区定位要仔细:梳头预防肝炎常选择头部全息穴区带:额旁2带(左),额顶带中三分之一(图1);头部治疗区:本神1区(左),囟会2区(图2);配穴:耳穴的耳迷根,耳背肝,耳背脾(图3)。在选穴时要做到定位仔细,力求准确。

①额旁2带(左)定位准。头部全息穴区带的额中带位于额部正中发际内,自神庭穴向下1寸,左右各旁开0.25寸的条带,属督脉;额旁1带位于额中带外侧、目内眦直上入发际,自眉冲穴向下1寸,左右各旁开0.25寸的条带,属足太阳膀胱经;额旁2带位于额旁1带外侧,瞳孔直上入发际,自头临泣穴(瞳孔直上入发际0.5寸,即神庭穴与头维穴连线之中点处)向下1寸,左右旁开0.25寸的条带,属足少阳胆经。主肝、胆等中焦病证,梳理时可预防肝炎。

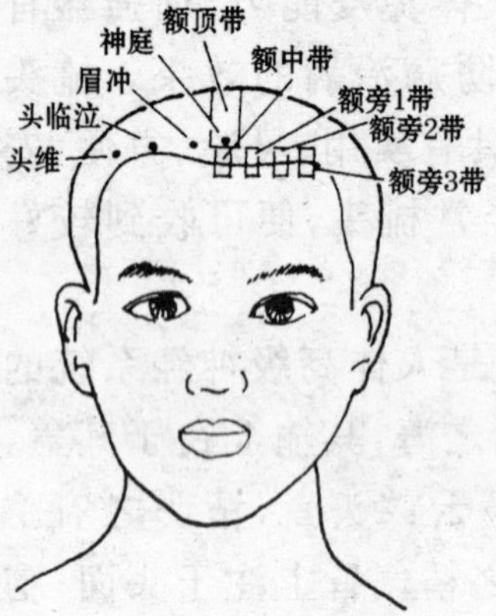

图 1　额旁 2 带、额顶带

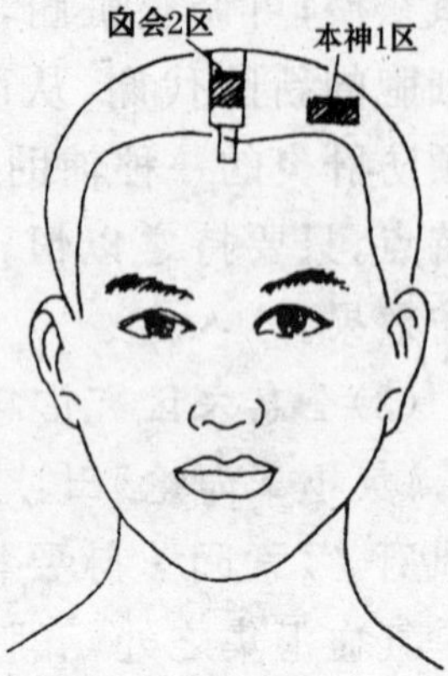

图 2　本神 1 区、囟会 2 区

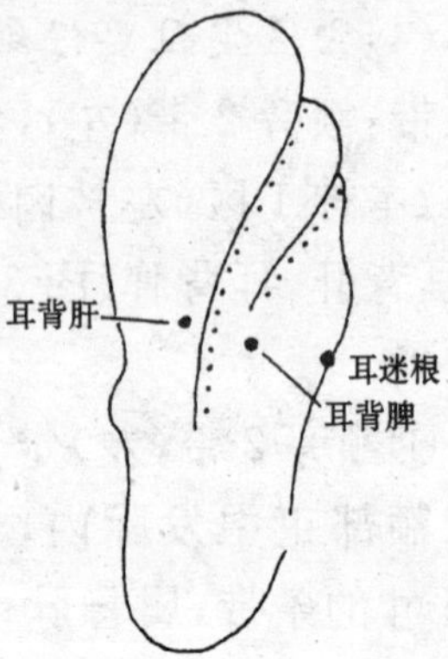

图 3　耳迷根、耳背肝、耳背脾

②额顶带定位要准。位于神庭穴至百会穴的连线，左右各旁开 0.5 寸的条带，选择中三分之一，属督脉(图 1)。主中焦病症，梳理时可预防肝炎。

③本神 1 区(左)定位准。以本神穴为中心，上下各延长 0.5 寸，左右旁开 1.5 寸的方形区；又以本神穴为界，分为内外二区，内侧为本神 1 区，外侧为本神 2 区(图 2)。梳理本神 1 区具有疏肝和胃，利胆清肠之功效。

④囟会 2 区定位准。以囟会穴为中心，向前延长 1 寸，向后延长 1.5 寸，左右旁开 1.5 寸至足太阳膀胱经之

间的方形区；又以囟会穴为界，分为前后二区，前为囟会1区，后为囟会2区（图2）。梳理囟会2区具有和胃清肠，疏肝利胆，疏通经络等功效。

⑤耳迷根定位要准。位于耳背与乳突交界的根部，耳轮脚对应处（图3）。刮拭该穴可防治肝胆疾病。

⑥耳背脾定位要准（图3）。位于耳轮脚消失处的耳背部。刮拭该穴可防治消化系统疾病。

⑦耳背肝定位要准（图3）。位于耳背脾的耳轮侧。刮拭该穴可防治肝胆疾病。

（5）梳头方法分虚实：梳头的基本方法分为厉梳法、平梳法、刮拭法、摩法、揉法、振法、拍法、面梳法、经气法等。防治肝炎主要用厉梳法、平梳法和刮拭法。

①厉梳法用于实证。梳理使用面按压力大、速度快，上下左右可做短距离或长线条的梳理，能迅速疏泄病邪，恢复功能。多用于年轻体壮者预防肝炎或新患急病的实证者。

②平梳法用于虚证。梳理使用面按压力小、速度慢，上下左右可做长短不等的线条穴位梳理，能激发人体正气，活血化瘀。多用于年老体弱的虚证者预防肝炎。

③刮拭法用于辅助。用梳角或手指对准穴位做上下左右的来回刮拭。多用于辅助预防和治疗病毒性肝炎。

（6）补梳泻梳看病机：梳头分为补梳、泻梳、平补平泻梳三种方法，主要根据梳理的力量和速度等因素区分。补梳法按力小、速度慢，能激发人体正气，使低下的功能恢复旺盛，适用于虚证者预防肝炎，如平梳法等。泻梳法按力大、速度快，能疏泻病邪，使亢进的功能恢复正常，适用于实证者预防肝炎，如厉梳法等。平补平泻梳法介于补法与泻法之间，适用于正常人保健或虚实兼证肝炎的防治。在具体实施梳理时，均以补梳法开始，然后根据体质和部位逐渐过渡，让患者有适应过程。

(7)预防肝炎梳真谛：运用梳头预防肝炎时，持梳呈45°，梳齿深触全息穴区，按照额旁2带(左)、额顶带中三分之一、本神1区(左)、囟会2区的顺序，先运用平梳法进行补梳，再运用厉梳法进行泻梳，后运用平补平泻法以收梳；上下来回刮，每穴带区3分钟，频率为每分钟100次。梳理结束后，用梳角或手指刮拭耳背肝、耳背脾、耳迷根等耳穴，以局部发热为宜，时间5分钟。

(8)有关事项要注意：一是选择梳具时宜用枣木、黄杨木、玉梳和牛角梳，以便于发挥清热解毒、活血化瘀、发散行气的作用。二是头颅手术部位、头皮感染、溃疡、创伤和骨折时禁梳，可在皮损周围轻轻梳理，以促进血液循环。三是孕妇在5个月内禁用耳郭诸穴，头部宜补梳；小儿囟门未闭合前，头部穴区禁梳。四是头部原因不明的肿块及恶性肿瘤禁止直接梳理，宜在周围酌情轻轻补梳。五是梳头预防肝炎不是万能的，更不是惟一的预防方法，与其他预防方法一样，有一定的局限性。因此，要与其他预防方法相结合，取长补短，力求达到更好的预防效果。

35. 指压预防法
——科学指压病疾解

(1)指压防病有特点：通过刺激穴位防病治病、强身健体，是中华民族的传统医疗保健方法。《黄帝内经》曰：“有诸内，必形诸于外。”，“视其外应以知其内脏，则知其病矣。”运用指压穴位防治疾病的特点是不用器具，不需药物，操作简便，易学易懂；不受体位限制，不受场所约束，田边地头、工间课余、茶余饭后、办公会谈、乘机坐船、聊天散步等，均可随时随地进行；省事省时，经济安全，无不良反应；防治范围广泛，见效快，疗效好，无病防病，有病治病，防患未然。因此，在民间广为流传而深受人们欢迎。

(2)选准穴位掐压按：指压预防法是以中医经络学说为指导，以针灸取穴原则为依据，用手对相应穴位进行掐、压、按等，使之产生针感而得到效果，达到调和气血、疏通经络、补虚泻实、散瘀解肌、祛邪除病的目的。由于取穴不同，手法各异而产生不同的效应，具有防治多种疾病的作用。

(3)常用手法很简单：指压的常用手法有掐、压、揉、补、泻等。应用指压预防肝炎时，身体强壮者，宜用掐法，属于泻法，适用于实证；身体虚弱者，宜用按压法，属于补法，适用于虚证；虚实兼杂之证可交替使用。揉法宜在操作完毕后配合应用。

① 施掐法。稍微用力摇拇指。将拇指指甲深掐在穴位上，稍微用力，频频摇动手指，以加强刺激量。

② 施压法。不断点压要得气。用拇指或食指屈曲成尖状的第一指关节压在穴位上，不断地点压，使之有得气感。

③ 施揉法。轻轻按揉不可急。用指尖或手掌在穴位

上轻轻揉按，用力不可过重，频率不可过急。

④ 施补法。巧力点压轻刺激。用拇指指尖稍微用力点压，轻刺激选定的穴位。

⑤ 施泻法。选定穴位用重力。在筋骨间或肌肉丰厚处或皮肤敏感部位的穴位上，用重力点压而手指不动。

(4)具体操作要自然：运用指压法预防肝炎时，大都用拇指按压穴位。其方法是先将手臂自然地弯曲，再将拇指充分伸直，然后将拇指的指腹或指尖压在穴位上，渐渐加重压力(图 4)。

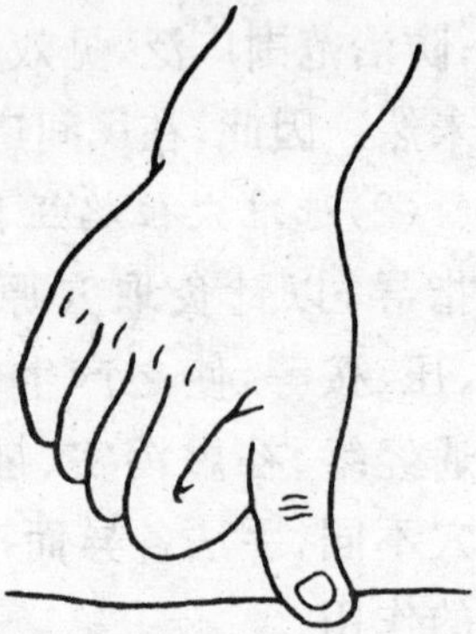

图 4　拇指法

(5)适时指压防肝炎：指压穴位预防肝炎是一种辅助预防法，要与其他方法联合应用。特别是在肝炎流行期内或肝脏功能有异常时，为防止发病或病情发展，可配合运用指压法，以收到更好的预防效果。

①背部胸腹依次按。可选穴，肝俞位于背部第九胸椎棘突下，旁开 1.5 寸；脾俞位于背部第 11 胸椎棘突下，旁开 1.5 寸(图 5)。中脘位于上腹部前正中线脐中上 4 寸；期门位于胸部乳头直下第六肋间隙，前正中线旁开 4 寸；日月位于上腹部乳头直下第七肋间隙，前正中线旁开 4 寸(图 6)。操作方法是先按压背部肝俞、脾俞穴，然后再转到腹部依次按压中脘、期门、日月穴。可清肝利胆，

健脾和胃，止吐止逆，消胀退积。

②肝俞期门和行间。指压肝俞、期门、行间（足背侧第一、二趾间，趾蹼缘的后方赤白肉际处）穴（图 7）。操作方法是用拇指按揉肝俞、期门和行间穴，每穴按揉 1～2 分钟，每日 1～2 次，须长期坚持按揉。有清肝利胆，消胀祛满的作用。

③肝胆肾俞和中脘。选穴肝俞，胆俞（背部第 10 胸椎棘突下，旁开 1.5 寸），肾俞（腰部第二腰椎棘突下，旁开 1.5 寸）（图 5），中脘。操作方法是指压肝俞、胆俞、肾俞穴：指压时由上而下，施术者一面呼气，一面强压，每穴 6 秒钟，反复 5 遍，每日 2～3 次；指压中脘穴：指压时由两侧向中间压，施术者一面呼气，一面用力压，每次压 8 秒，反复 6 遍，每日 2～3 次。可清肝利胆，健脾和胃，扶正固本。

(6)注意事项说长短：一是选准穴位和姿势。患者取坐位或卧位，充分暴露局部皮肤，选准穴位。1 次只宜选用 1～3 个穴位，不宜过多。二是手法时间要适宜。指压时间不要过长，压法和补法每个部位不超过半分钟，掐法和泻法以 1.5 分钟为宜，手法要虚轻实重，时间要虚短实长。三是施术时集中精力。要随时注意观察患者的面部表情和面色变化，及时询问患者的感觉。如果出现异常情况，应及时调整手法，或改换穴位，或停止指压；如出现大汗、面色苍白等，多因手法过重所致，应立即掐压十宣穴（手十指尖端，距指甲游离缘 0.1 寸，左右共 10 穴），劳宫（在手掌心第二三掌骨之间偏于第三掌骨，握拳屈指时

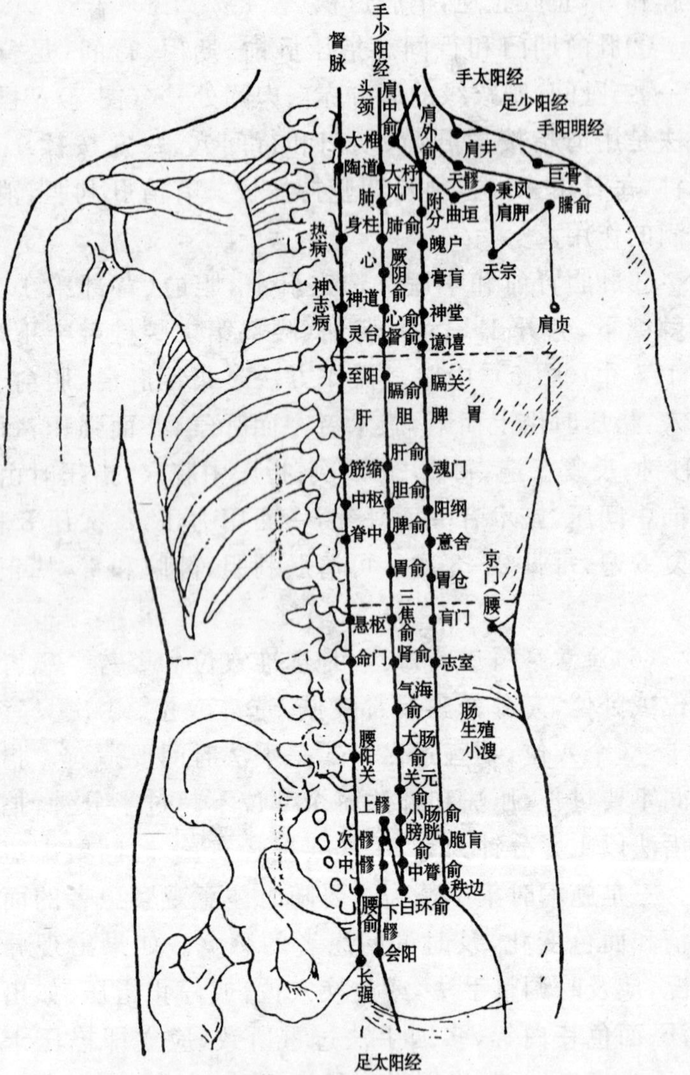
督脉
手少阳经
手太阳经
足少阳经
手阳明经
头颈
肩中俞
肩外俞
大椎
陶道
大杼
风门
肩井
巨骨
天髎
秉风
肩胛
臑俞
肺
身柱
肺俞
附分
曲垣
热病
魄户
心
厥阴俞
膏肓
天宗
神志病
神道
心俞
神堂
肩贞
灵台
督俞
譩譆
至阳
膈俞
膈关
肝
胆
脾
胃
肝俞
筋缩
魂门
胆俞
中枢
阳纲
脾俞
脊中
意舍
京门(腰)
胃俞
胃仓
三焦俞
悬枢
肓门
命门
肾俞
志室
气海俞
肠
生殖
小溲
腰阳关
大肠俞
关元俞
上髎
小肠俞
次髎
膀胱俞
胞肓
中髎
中膂俞
秩边
腰俞
下髎
白环俞
会阳
长强
足太阳经

图 5　背腰部腧穴

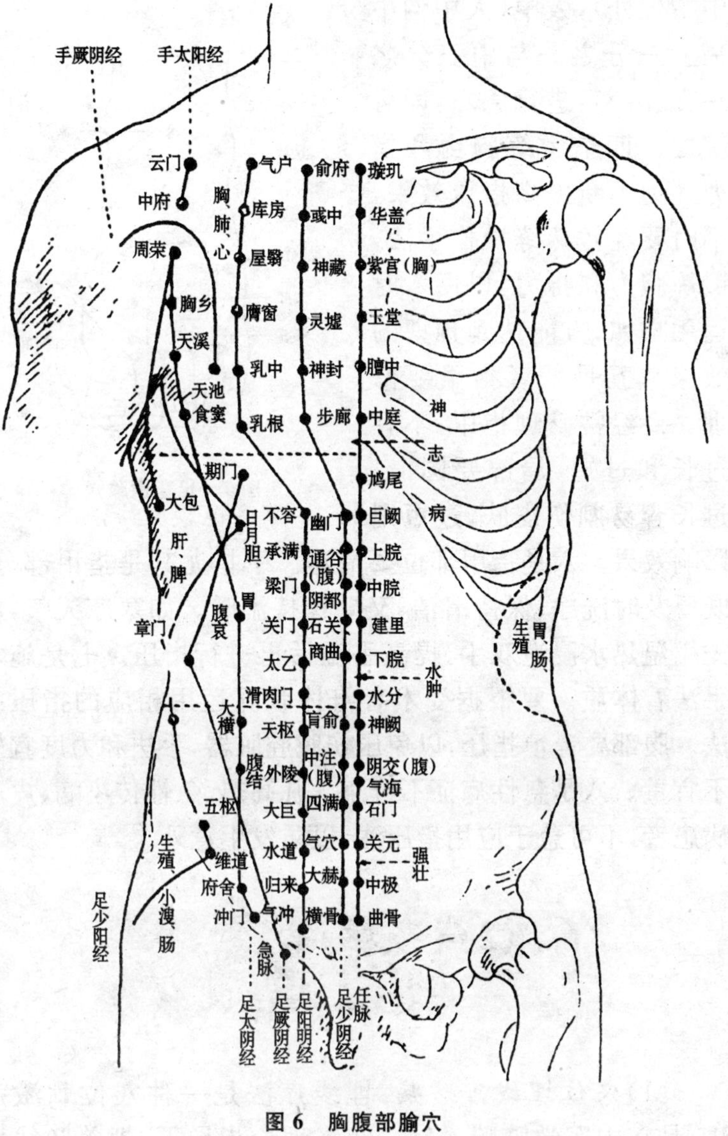
手厥阴经
手太阳经
云门
中府
胸、肺、心
气户
库房
屋翳
膺窗
乳中
乳根
俞府
彧中
神藏
灵墟
神封
步廊
璇玑
华盖
紫宫(胸)
玉堂
膻中
中庭
神
志
病
鸠尾
巨阙
上脘
中脘
建里
下脘
水肿
水分
神阙
阴交(腹)
气海
石门
关元
强壮
中极
曲骨
周荣
胸乡
天溪
天池
食窦
期门
大包
日月
胆
肝、脾
章门
腹哀
胃
大横
腹结
五枢
维道
府舍
冲门
生殖、小溲、肠
足少阳经
不容
承满
梁门
关门
太乙
滑肉门
天枢
外陵
大巨
水道
归来
气冲
急脉
幽门
通谷(腹)
阴都
石关
商曲
肓俞
中注(腹)
四满
气穴
大赫
横骨
生殖
胃、肠
足太阴经
足厥阴经
足阳明经
足少阴经
任脉

图 6　胸腹部腧穴

中指尖处)，人中(人中沟中央上三分之一与中三分之一交界处)，进行急救，即可解之。四是常练腕力和指力。为不断提高指压效果，平时要经常熟练操作手法，锻炼腕力和指力，以便术时运用自如，方能达到预期的效果。五是术者指甲要修理。要经常修理指甲，不宜过长和过短，局部要圆滑。过长容易刺伤皮肤，过短则影响效果。六是指甲部位要清洗。手指尤其是指甲部分，既要及时洗净、保持清洁，又要保持温暖。如寒凉天气，应先用温热水浸泡双手，提高手温后再进行指压。七是施术手法看体质。要根据受术者身体状况运用相应的指压手法。腹部要谨慎指压，以免压伤腹腔脏器，手法和力度宜轻不宜重。八是急性病证不可急。凡高热、急性传染病、皮肤病患者，不可急于应用指压法，以防发生意外。

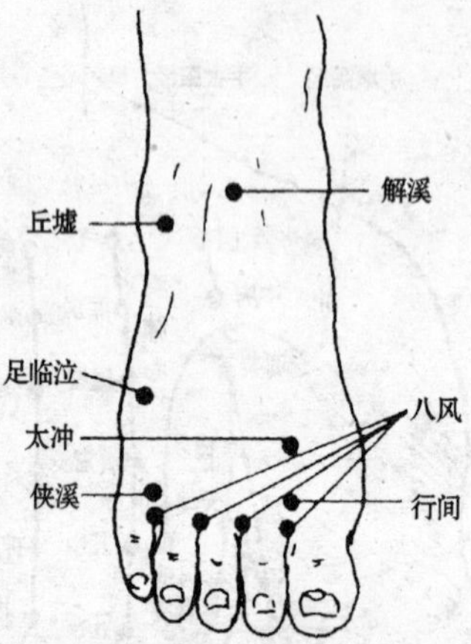

图7 足背侧腧穴

36. 埋线预防法
——选准穴位把线埋

(1)穴位埋线可防病：埋线疗法是一种穴位刺激疗法，是在中医学脏腑、气血、经络理论指导下，把羊肠线埋植在相应的腧穴和特定的部位中，利用羊肠线对穴位的持续性刺激，达到防病治病的目的。穴位埋线疗法是针灸疗法在临床应用中的延伸和发展，故作为针灸学中的一个分支，需要运用针具对穴位进行刺激，以激发经气，调整人体功能而防病治病。

(2)经络条达肝气通：运用埋线疗法预防肝炎，是通过羊肠线对穴位产生的生理物理作用和生化变化，将刺激信息和能量经经络传入体内，以达“疏其气血”、“令其条达”而防治疾病的目的。埋线疗法的特点是以线代针，效集多法；刺激持久，祛痼除顽；选穴求精，一举取效；君臣佐使，增加疗效；辨证施防，循经取穴；施术次数少，预防效果好。埋线疗法的作用是泻实补虚，祛邪扶正；通其经脉，令气运行；调整脏腑功能，纠正阴阳性衰。埋线疗法的效应是物理刺激效应，如针刺效应、封闭效应、埋针效应、刺血效应和割治效应等；化学刺激效应，如后作用效应和组织疗法效应等，从而收到预防疾病的效果。

(3)埋线器材巧选用：一是选用三角缝合针。皮层厚者选大号，皮层薄者选 2 号。主要用于穿线法(图 8)。二是选择应用穿刺针。一般选 9 号、12 号腰椎穿刺针，有时也用 16 号或 18 号穿刺针。用前将针心尖端磨平，将针管磨短，使针心稍长于针管尖端 1 毫米，以免针心与套管将线夹住，导致针心及羊肠线不能进退，以保证将羊肠线顺利推出针管。同时，将针的套管尖端斜度磨大，磨锐，使之更易进针，且减轻疼痛。主要用于注线法(图 9)。三是选择应用羊肠线。埋线用的羊肠线一般选用 00 号、0 号、

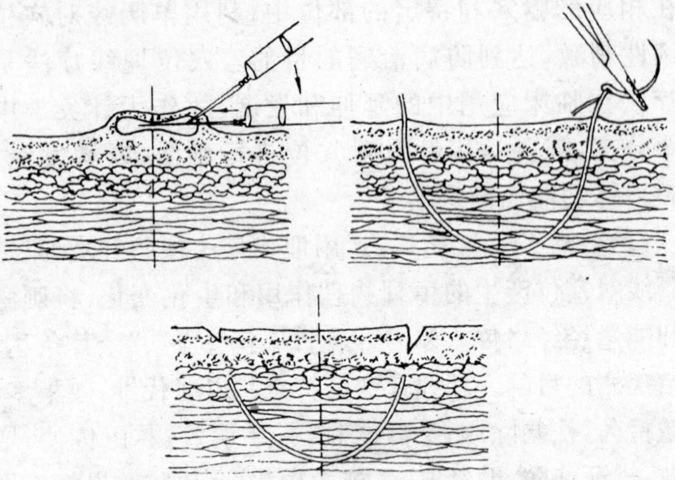

图8　穿线法

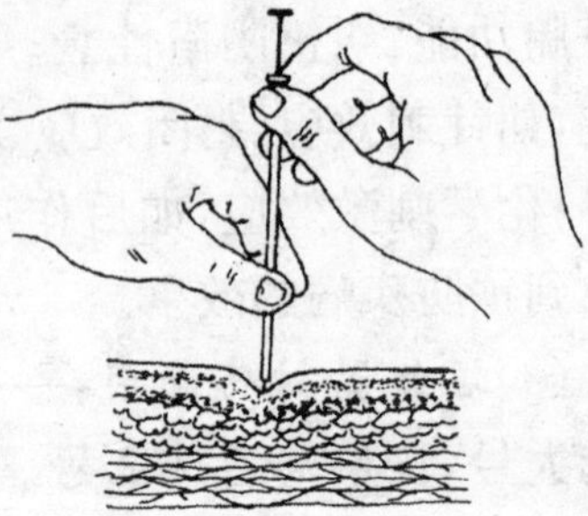

图9　注线法

1号、2号，有时亦选000号、0000号、3号、4号等不同规格的羊肠线。穿线法(图8)用的羊肠线可根据所选穴位确定长度，一般每穴选用10～15厘米长的1段，以利用双折穿于三角针上；注线法(图9)所用的羊肠线根据情况可剪成0.5、1、1.5、2、2.5、3、4厘米长的线段。将线段分别浸泡在75％酒精中消毒备用，临用时用生理盐水浸泡致软，以利吸收；切不可过早地浸泡在生理盐水中，以免软化或液化；如需中药浸泡或磁化，可浸泡后一起高压消毒。四是辅助器材要备全。如碘酒、酒精、棉签等皮肤消毒用品；2%～4%利多卡因，2毫升或5毫升注射器，5号或6号针头消毒备用；消毒棉球、压迫止血药、纱布块、胶布、绷带等敷料用品；洞巾、持针钳、手术剪、血管钳、手术刀柄、手术刀片、短无齿镊、弯盘、医用手套、钝性探针、三棱针等，消毒备用；甲紫1小瓶作标记用。

（4）施术体位有多种：选择合适的体位，可充分暴露埋线部位而便于操作，病人感觉舒适而减少晕针的发生。选择体位应根据病人的体质、心理状态和埋线部位确定。体虚和精神紧张患者采取卧位，颈部埋线采用俯卧位等。体位确定后，施术过程中不可随意改变，以免引起弯针、断针和疼痛。仰卧位，适用于前身部俞穴；俯卧位，适用于后身部俞穴；侧卧位，适用于侧身部俞穴；仰靠坐位，适用于头面、前颈、上胸和肩臂、腿膝、足踝等部俞穴；俯伏坐位，适用于顶、枕、后颈和肩背等部俞穴；侧伏坐位，适用于项颞和耳颊等俞穴；屈肘仰掌位，适用于肩臂、前臂屈侧面和手掌部俞穴；屈肘俯掌位，适用于肩臂、前臂伸侧面和手背部俞穴；屈肘侧掌位，适用于前臂、肩臂外侧面和腕部俞穴的埋线（图10）。有道是，选择体位要合适，穴位埋线更顺利。

（5）埋线方法要对症：一是穿线法。在穴位两侧或上下两端1～2厘米处常规消毒局麻后，施术者用左手拇指和食指捏起两皮丘间皮肤，用持针钳夹住穿有羊肠线的皮肤缝合针，从一侧局麻点刺入，穿过穴位下方的皮下组织或肌层，从对侧局麻点穿出，捏起两端羊肠线来回牵拉，使穴位内产生酸、麻、胀等得气感，将羊肠线贴皮肤剪

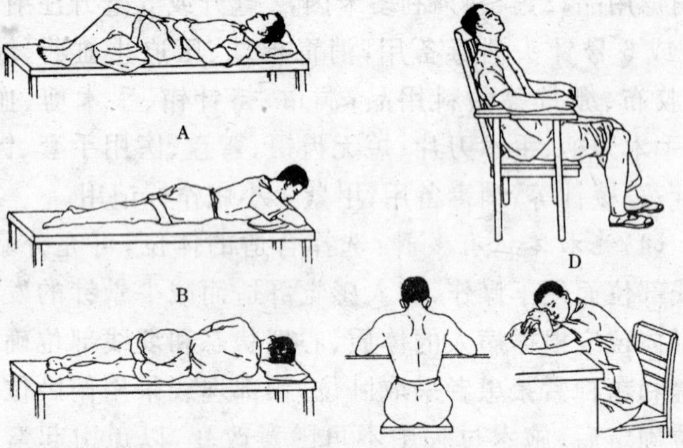

A　　D　　B　　C　　E　　F

图 10　临床常用体位

A. 仰卧法　B. 俯卧位　C. 侧卧位

D. 仰靠坐法　E. 俯伏坐位　F. 侧伏坐位

断，放下两针孔之间的皮肤，使线头缩入皮内，用无菌纱布包扎 5～7 天。二是注线法。用镊子夹取一段已消毒备用的羊肠线，其长短粗细根据病情和埋线部位确定，从针尖孔放置在腰椎穿刺针套管的前端，从套管尾孔插入一段针心。施术者用右手拇、食指捏住针柄，左手用棉球夹住套管中下段，在麻醉的皮丘处快速刺入皮下，出现针感后施行补泻的行针手法，然后边推针心边退针管，将羊肠线推注进穴位皮下或肌层，针孔处敷盖消毒纱布或创可贴。三是透穴法。为了减少取穴，并使功能相似的穴位共同发挥作用，在施行埋线疗法时，往往使用透穴。若一针透双穴，可双穴共奏效；若一针透双经，可“从阴引阳，从阳引阴”，阴阳相得，经气交贯，其效必速。因此，在可能的情况下尽量使用透穴。

(6)麻醉方法心中明:埋线疗法最好使用2%利多卡因注射液,在局部皮肤进针点做成小皮丘。穿线法在穴位的上下或左右各1.5~2厘米处做皮丘。如为透穴,则在上穴上1厘米、下穴下1厘米处做皮丘。注线法在穴位正中进针点局麻,用2毫升或5毫升空针,装上5号针头,吸入2%利多卡因,以15°快速刺入皮下,推入0.5毫升左右利多卡因,此时皮肤呈橘皮样变化,待形成0.5~1厘米皮丘后即可出针,麻醉完成。

(7)埋线注意禁忌证:5岁以下儿童,精神紧张、过劳过饥者,习惯性流产的妇女禁用或慎用埋线疗法。严重心脏病患者,皮肤破损处,关节腔内,出血性疾病患者,孕妇的腰部、合谷穴、三阴交穴等不宜埋线。

(8)注意事项莫放松:一是严格无菌操作,防止发生感染;二是羊肠线不宜埋在脂肪组织之中,以防脂肪液化;三是羊肠线线头不可暴露在皮肤外面,以防感染,若局部化脓流水或露出线头,可抽出羊肠线,放出脓液,外盖敷料并做抗感染处理;四是注意埋线后的反应,有异常现象应及时处理;五是在1个穴位上多次埋线,应偏离前次的治疗部位;六是根据埋线的不同部位掌握埋线的角度和深度,不要伤及内脏、脊髓、大血管和神经干,以免造成不良后果;七是埋线后应休息3~7天,局部不要沾生水,夏天应每天更换敷料,若有感染则按炎症处理。

(9)预防肝炎有疗程:运用埋线疗法预防肝炎,主要用于肝炎流行期内做预防,方法简单且收效快。也可用于肝炎病人，防止病情恶化。

①肝胆脾俞用穿线。取穴肝俞、胆俞、脾俞，均选右侧。其操作方法是用穿线法，在肝俞和脾俞穴做局麻皮丘，左手捏起皮肤，右手用穿有1号羊肠线的三角针从肝俞穴进针，穿过胆俞穴，从脾俞穴出针，使之一针透三穴。剪去皮肤外羊肠线，使皮下留置羊肠线5～6厘米，外盖敷料。20日1次，3次为1个疗程。可清肝利胆。

②承满穿线透章门。选穴右侧承满（脐上5寸，上脘

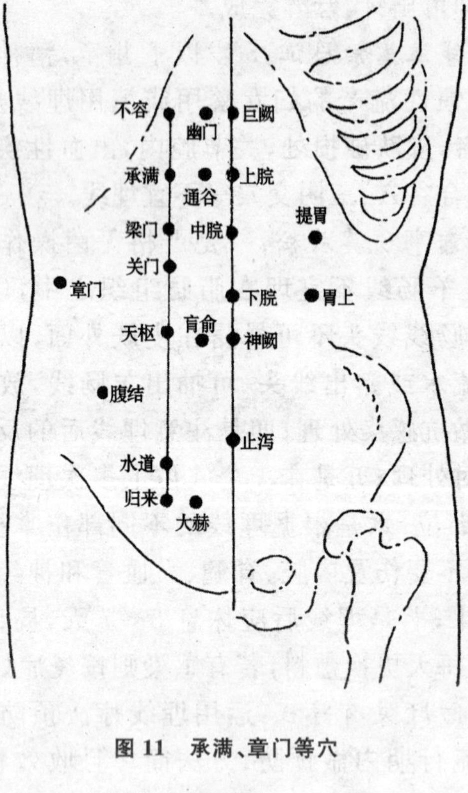

图11 承满、章门等穴

穴旁开2寸),章门(第11肋端下缘)(图11),双侧肝俞。其操作方法是用穿线法,局部消毒后,在穴位上各做局麻皮丘,用穿有1号羊肠线的三角针自承满穴进针,从章门穴出针,剪去皮肤外线头,外盖敷料,7日1次,3次为1个疗程。主要用于肝炎的防治。

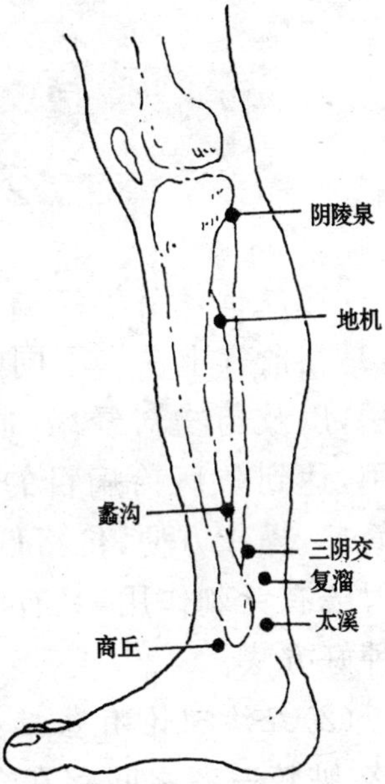

图12　三阴交、阴陵泉等穴

③中脘期门三阴交。选穴中脘、期门(右),右侧三阴交(内踝高点上3寸,胫骨内侧面的后缘处)(图12)。操作方法是躯干穴位用穿线法。先在穴位上方和下方各1.5厘米处做局麻皮丘,用穿有1号羊肠线的三角针刺过皮肤,剪去皮外羊肠线,皮下留2厘米长的线段。四肢穴位用注线法。穴位正中做局麻皮丘,用放有0号羊肠线1厘米长的9号穿刺针刺入穴内,探出针感后推入羊肠线,退出针具,外盖敷料。20日1次,3次为1个疗程。能清肝利胆,和胃健脾。可用于防治病毒性肝炎。

37. 穴位注射预防法——疏通经络效自来

(1)穴位注射把经疏：穴位注射法又称药物穴位注射法，是在俞穴上注入不同的药物，通过针刺和药物的药理作用，以及药物对经络、俞穴的渗透、刺激所产生的共同作用，达到防病治病目的的一种方法。穴位注射所用器具简单，操作方便，价格低廉，经济安全，适应证广。穴位注射既有针刺作用，又有药物的作用，不失为预防肝炎的一种好方法。

(2)经络理论有基础：中医学的经络理论认为，体表-经络-脏腑三者之间存在着特定的内在联系，针刺体表的穴位，可通经活络，调节脏腑功能；采用具有活血行气作用的药物进行穴位注射，在针刺作用的基础上，可发挥药物活血化瘀的作用。有的医学专家先后用维生素 K_1、复方丹参、苦参素等注射液，胸腺肽等药物进行穴位注射，并设口服护肝药物组作对照，结果穴位注射组丙氨酸氨基转移酶下降率，尤其e抗原转阴率明显高于口服护肝药物组，说明了药物穴位注射可调节机体免疫力和生理功能。注射后2个月血清干扰素、血锌含量均高于注射前。尤其是维生素 K_1，系脂溶性物，具有类激素的作用，注入穴位后吸收缓慢，可起到持续刺激穴位的效果。因此，医学专家认为，药物穴位注射可防治肝炎，特别是在肝炎流行时、肝功能已有轻度异常或乙型肝炎“大三阳”、“小三阳”者，药物穴位注射可预防肝炎的发病或阻止病情进一步发展。

(3)选用器材和药物：穴位注射所应用的器材即平时使用的肌内注射所用的注射器，根据针刺部位、深度和注射剂量的不同，分别选用 1、2、5、10、20 毫升注射器，以 2 毫升和 5 毫升最为常用。注射针头选 5～7 号普通注射针头，以眼科、口腔科用的 5 号注射针头最为适宜。用于穴位注射的药物，要求能够做肌内注射，且具有一定的刺激性，但不宜使用浓度过高、酸碱度太强的药物。常用的药物注射液有维生素 B_1、维生素 B_6、维生素 B_{12}、维生素 C、维生素 E、维生素 K 及脑生素、维丁胶性钙、复方丹参、地塞米松、胸腺肽、苦参素、复方柴胡、黄连素、天麻、地龙、芍药、甘草，黄芪等注射液。以活血化瘀类、补益气血类、清热解毒类和维生素类制剂为最常用。

(4)严格操作不疏忽：一是按照肌内注射的消毒、进针、抽回血、推药和出针五个环节严格操作。二是根据注射部位和注射药量，选择不同规格的注射器和针头。三是根据实际情况选用不同的药物，既可单用，也可在没有配伍禁忌的情况下混合应用。抽好药物，排除空气，保护好针头。四是注射部位常规消毒后，手持注射器将针头按照毫针刺法所要求的角度和方向，快速刺入皮下或肌层的一定深度，并做上下提插，当出现酸、麻、胀、重等得气感后，将注射器的内心回抽一下，若无回血即可将药物推入；若有回血出现，则将针头上提，改变进针角度、方向和深度，直到无回血出现时，再将药物推入。五是采用中等刺激和中等速度推药。身体强壮者刺激可强，推药宜快；体质虚弱者刺激宜轻，推药宜慢。六是当1个穴位注入药物较多时，可将针头由深部慢慢提至浅层，边退针边推药，注意不要误伤血管。也可将针头朝几个不同的方向注射，但与所选穴位不宜偏差太大。七是拔出针头，用棉球按压针孔，防止出血。

(5)预防肝炎选穴注：药物穴位注射预防肝炎，常选用期门、三阴交、章门、肝俞、脾俞、胆俞、胃俞及太冲（足背第一二跖骨结合部前方凹陷中）（图13），阴陵泉（胫骨内侧髁下缘，胫骨后缘与腓肠肌之间的凹陷中）（图12），阳陵泉（腓骨小头前下方凹陷中）（图14），足三里（胫骨前嵴外侧1横指处）（图15），胃俞（第12胸椎棘突下旁开1.5寸）（图5），至阳（第七胸椎棘突下）（图5）。每次选2～3穴，躯干部位腧穴与四肢部位腧穴配合。根据实际需要选择药物，每穴注射1～2毫升。隔日1次，10次为1个疗程，可收到较好的预防效果。

(6)注意事项讲究度：一是检查注射器有无破裂、松漏情况，注射针头有无堵塞、弯曲和毛糙带钩现象。二是严格无菌操作，防止感染，如因消毒不严而引起局部红肿或全身发热时，应及时予以抗菌消炎处理。三是注意药物的性能、药理作用、浓度、常用剂量、有效期、不良反应、变态反应和配伍禁忌。对不良反应大的药物要慎用，有沉淀变质的药物及配伍后出现浑浊时不能使用。四是避开血管注射，特别是不能作为静脉注射的药物更应谨慎。五是初次接受穴位注射而情绪紧张者，老年人、小儿、体

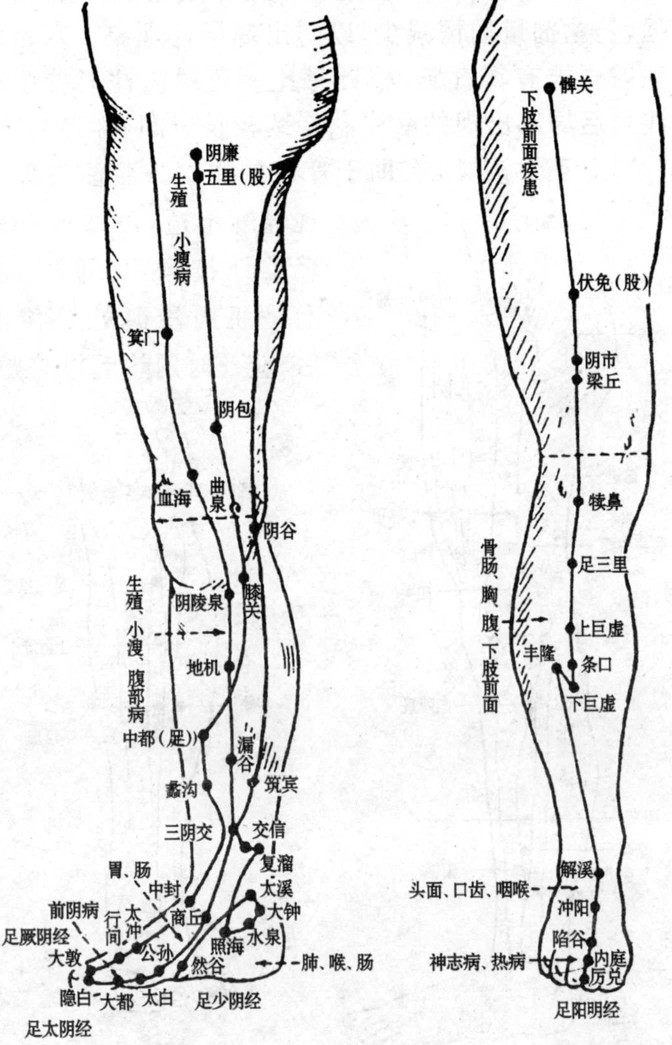
阴廉
五里(股)
生殖
小瘦病
箕门
阴包
血海
曲泉
阴谷
生殖、小溲、腹部病
阴陵泉
膝关
地机
中都(足)
漏谷
蠡沟
筑宾
三阴交
交信
复溜
胃、肠
中封
太溪
前阴病
太冲
行间
商丘
大钟
足厥阴经
公孙
照海
水泉
大敦
然谷
肺、喉、肠
隐白
大都
太白
足少阴经
足太阴经
髀关
下肢前面疾患
伏兔(股)
阴市
梁丘
犊鼻
足三里
胃肠、胸腹、下肢前面
上巨虚
丰隆
条口
下巨虚
解溪
头面、口齿、咽喉
冲阳
陷谷
神志病、热病
内庭
厉兑
足阳明经

图 13　太冲等穴

质虚弱者，注射部位不宜过多，针刺不宜太深，刺激不宜过强，药物剂量酌情减少，以防出现晕针现象。六是因穴位注射要求有得气感，故针感比一般肌内注射要强。有时注射后局部出现的酸胀感持续较长时间，称之为“后遗感”，属于正常现象，有助于疗效的提高。若注射部位出现轻度不适，可适当热敷或轻柔地按摩，但不可拔罐。七是肌肉浅薄处穴位注射后，应及时用热毛巾热敷，以

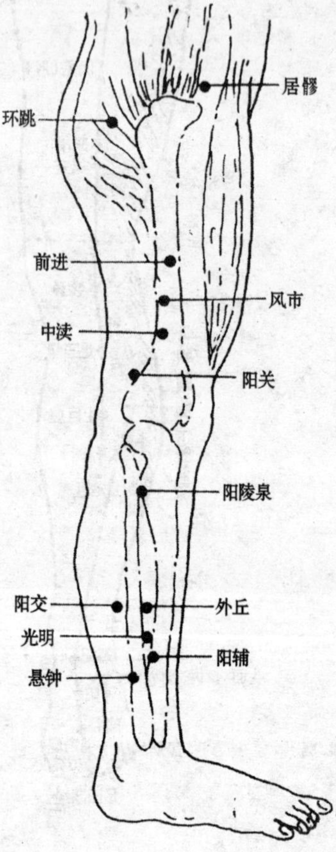

图14　阳陵泉等穴

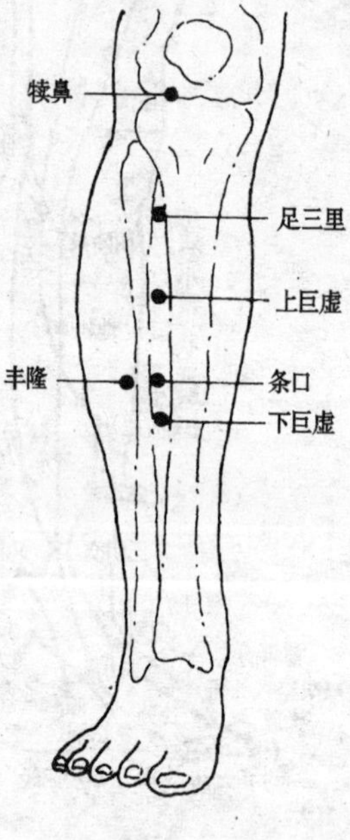

图15　足三里等穴

减少注药后的疼痛，帮助所注药物的吸收和消散。八是后颈部、胸背部、上腹部穴位注射时，应严格操作规程，掌握好进针的角度、方向和深度，以防伤及重要脏器。九是孕妇的下腹部、腰骶部穴位及容易引起子宫收缩的穴位，如三阴交等，不易做穴位注射，以免引起流产。十是进针时应避开神经干，或者进行浅刺，以达不到神经干的深度为宜。如果在神经干较浅的部位注射，可适当深刺超过神经干的深度以避开神经干；若针尖触及神经干，会出现强烈触电感，此时应立即退针在浅部注射，或改变方向注射，切不可将触电感视为得气感而盲目地提插，以免损伤神经；若已发生轻微损伤，可在局部理疗、热敷，或穴位注射维生素 B_1、维生素 B_{12} 等营养神经的药物。

38. 频谱氧透预防法
——频谱氧透循环丹

(1)频谱照射肝受益：频谱保健治疗仪依据测定的人体频谱曲线，参照人体组织的相应体征，采取仿生学的方法，通过对人体的辐射，以直接照射的方法作用于机体，可在相应部位产生有益的生理生化反应，从而促进人体内的自然平衡过程，达到有益健康和祛病延年的目的。频谱照射具有促进局部新陈代谢，改善微循环，提高免疫力，调节神经-体液系统的功能，对肝炎具有一定的预防作用。医学专家对肝炎病人进行肝区照射，经观察证明有益无害且疗效显著。因此，可运用频谱照射的方法对肝脏区的体表进行照射，以辅助预防肝炎的发生；肝功能异常者进行照射，可避免病情发展，促进其康复。

①安全操作要注意。使用频谱照射一定要注意安全操作，照射前先预热几分钟，根据具体操作使用说明书或在医师指导下选好照射档次，然后裸露照射肝区的皮肤，直接照射脏器的体表投影区即可，非照射部位要注意保暖。

②避免烫伤测距离。运用频谱照射时，频谱仪离人体皮肤的距离一般为 20～40 厘米，小于 20 厘米或大于 40 厘米，其效果均不理想。照射中以局部感觉温暖舒适为宜，其局部温度以 37℃～38℃比较合适，勿认为热度越高越好，以免引起局部烫伤或烧焦衣物等意外发生。

③照射过程要计时。在照射过程中，每次照射以 30 分钟为宜，一般每日 1 次，7 日为 1 个疗程。照射时要避开金属物件，以免干扰磁场而产生不良效果。

(2)试应用氧透射仪：氧透射治疗仪全称为光量子载体氧透射治疗仪。它利用特定波长的紫外线和磁场对载体，如葡萄糖液体进行直接照射后输入人体，将载体所获得的光子能量及紫外线照射中产生的臭氧及分解后的游离氧传输给血液中的细胞，从而引发出一系列光化学反应和磁生物效应。氧透射可提高血液的氧饱和度及氧分压，加快血氧向组织弥散的速度，改善血液循环，促进肝脏代谢和肝细胞的修复再生，增强机体的免疫能力，直接杀死人体内的致病菌和病毒，从而达到防病治病的目的。因此，氧透射可预防肝炎的传播和发病，并能阻止肝炎病人的病情发展，故具有较好的防治作用。

(3)高压氧对肝有利：经临床实践证明，高压氧对各型病毒性肝炎均有一定的防治作用。医学专家临床观察后认为，急性黄疸型肝炎和淤胆型肝炎病人经高压氧治疗后，其乏力、纳差、腹胀等症状消失比未经高压氧治疗的对照组快，胆红素和氨基酸转移酶恢复也比对照组快。慢性肝炎病人经过高压氧治疗后，其临床症状皆有明显的改善，肝脾回缩及肝功能恢复正常者明显高于对照组。因此，高压氧对肝炎有较好的预防作用；对防止急、慢性肝炎病人的病情恶化，促进康复等，具有一定的治疗效果。

①医学研究说机制。有人经过肝活检研究表明，重型肝炎病人经高压氧治疗后，血中的游离氧分压明显增高，肝血流量增加，对减轻重型肝炎病人的低氧血症，促进肝脏的血液循环和肝细胞再生及恢复具有明显的效果。慢性肝炎病人经高压氧治疗后，肝细胞的坏死及炎症性反应减轻，肝细胞有再生现象。因此，病毒性肝炎病人应用高压氧治疗，可预防肝炎的病情恶化，提高康复率。

②辅助措施要积极。运用高压氧防治病毒性肝炎时，由于是在高压下吸氧，可使器官、组织及门静脉内的氧含量增加，改善微循环的氧耗量，加速机体内环境的氧化磷酸化过程，有利于蛋白质的合成，促进肝细胞的再生和修复。因此，采用高压氧防治病毒性肝炎，是一种既安全，又有较好疗效的辅助防治措施。在临床工作中，可根

据实际情况选择应用。

③高压氧疗有禁忌。高压氧作为防治肝炎的一种方法已应用于预防保健和临床医疗工作中，但患有高血压、冠心病、肺气肿、活动性结核、气胸、咽鼓管炎、中耳炎、青光眼、严重感染、消化道出血、明显出血倾向、肝性脑病、精神失常等病人，不能进行高压氧治疗，以防发生意外。

39. 心理保健预防法
——精神按摩抒情怀

(1)细说心理疏肝法：中医学认为“肝为将军之官”，性喜顺达。长期忧伤、悲痛、焦虑、抑郁、愤怒等，可导致肝气郁结，肝失疏泄，肝气横逆犯胃，胃失和降，脾失健运，继而出现食少、腹胀、肠鸣、恶心、嗳气等。西医认为，盛怒之下可导致肝细胞萎缩，甚至可诱发肝癌，引起一系列生理紊乱。现代医学研究表明，愤怒会使人呼吸急促，血液内红细胞数量急剧增加，血液比正常情况下凝结加快，心动过速，这样既影响心血管系统的健康，更妨碍肝脏的正常功能。有人统计证实，易怒的人患肝脏疾病的可能性比一般人高 8 倍。

①愤怒原因你我他。在日常生活中，人遇到很多事情会发怒。诸如理想不能实现，目的不能达到，工作上失败，世事上的不平，身体受束缚，言论遭反对，聪明才智遭嫉妒，遇见讨厌的人和事，人身受到别人侮辱，自己的过失、秘密和隐私为他人所揭示，上当受骗，情场失恋，疾病

缠身，身体过度疲劳等，都可在一定的心理背景下产生愤怒，从而导致肝炎的发病。因此，人们务必要心胸开阔，情绪乐观，增强机体免疫功能而预防肝炎。

②愤怒感觉及时查。荀子说："怒是由荣辱而产生的不快之感。"《淮南子》曰："人之性有侵则怒。"愤怒可从轻微不满、生气、愠怒、激怒而发展为大怒、暴怒。《素问·四时刺逆从论》云："气血上逆，令人善怒。"《内经》道："喜怒不节，则伤脏；脏伤，则病起也。"怒在一定范围内虽然是人们情志的正常反应，但愤怒过头，则属于不良情绪，容易导致病毒性肝炎的发病。

③人生怒气不可大。人在一生中会经常遇到引起愤怒的事，应善于排解制怒而避免"怒火中烧"，预防怒伤肝而引起肝病。

(2)发泄忧伤疏肝法：人遇到悲伤痛苦的事情，抑制不住自己的感情之时，让奔涌的泪水夺眶而出，会使自己悲哀的心理得以倾泻，这比压抑在心里有益得多。科学家认为，人在悲伤时不哭是有害的，往往引起肝病的发生。如果能大哭一场，甚至老泪纵横，则可降低肝病发病率。那种压抑自己的情感，强忍住眼泪，把辛酸的泪水往肚里咽的做法，对肝脏是有害无益的。所谓"能忍者不忍则伤和气，不能忍者而强忍则伤肝气"就是这个道理。医学研究发现，人在悲伤哭泣时，眼泪可把对人体有害的物质排泄出去。悲痛时流出的眼泪与伤风感冒或风沙入眼时流出的眼泪，所含的成分是不同的，前者的眼泪中含有有毒物质。因此，哭可在情绪上缓解人在应激状态下的紧张程度，稳定心理状态而保护肝脏，从而预防肝病的发生。

(3)乐而忘悲疏肝法：以乐忘悲可调节人的心理活动，驱散各种不良情绪对肝脏的损伤。因此，遇有悲伤忧虑之事，多参加一些有兴趣的活动，全神贯注，面对现实而振作精神，在悲痛中善于自拔，可摆脱伤感的纠缠，有利于保护肝脏功能。如亲人亡故时的悲切怀念是人之常情，但事已发生，不能长期沉浸于痛苦之中，要想方设法弥补精神上的创伤，不妨外出走走，或近或远、或山或水，转移一下注意力，在大自然的怀抱中调节一下精神状态，避免损伤肝脏。

(4)躲避刺激疏肝法：这是一种消极制怒的方法。在生活中如果遇到怒的刺激，尽量避开以避免发怒而伤肝，所谓“眼不见，心不烦；耳不听，神不扰”就是一种躲避刺激而保护肝脏的方法。肝功能异常或肝炎患者患病初期及疾病反复过程中，极易出现焦虑和忧怒状态而加重病情。一是要实施解释性治疗，即医护人员向患者解释疾病的性质、病情、治疗和预后等，给予患者心理上的支持。二是要实施森田疗法，即用自我的精神力量，推动自己做该做的事而达到目的，躲避疾病的阴影，解除思想压力和顾虑，追求乐观开朗的人生品质。这种心理疏导法是日本学者森田正马创立的，故名森田疗法。三是要实施行为认知法。即建立良好的医患关系，指导患者认清病情，正确对待，防止忧虑，并对自己的心理问题进行自我监察，辨别自己的错误认识，逐步建立正常稳定的情绪和认识，从而预防肝炎病情的发展。

(5)转移刺激疏肝法：发怒时在大脑皮质有一个强烈的兴奋灶，如果能用另一种刺激建立另一个兴奋灶，就会削弱或抵消发怒的兴奋灶，从而防止肝脏损伤。如发怒时有意识地唱歌、听音乐、欣赏名字画、练练书法绘画、碧波垂钓或逗小孩子玩耍等，往往能平息怒气而保护肝脏。肝功能异常或肝炎患者易产生消极情绪和抑郁状态而加重病情，故应居住在宽敞、明亮的大房间里，室内色彩明快，空气流通，整洁舒适，适当配备鲜花和壁画，以转移患者的注意力，激发生活的情趣。抑郁情绪严重时，可采取疏导的方法，引导患者注意外界，转移负面因素。运用心理分析的方法，即利用各种技巧，为患者层层打开潜意识的大门，为压抑观念和想法开辟一条通路，使思想上的问题得到合理地解决，消除不良情绪对肝脏的损伤。

(6)释放怒气疏肝法：在遇到有意见的、不平的、义愤的事情之时，坦率地讲出来，以消怒气而保护肝脏，称之为释放怒气法。例如，在家庭生活和工作中，相互之间产生了摩擦和矛盾之时，开展积极的批评和自我批评，不仅可释怒保肝，增进身心健康，而且能消除隔阂，增强团结；遇到忧伤之事，向亲朋好友叙叙衷肠，把伤心的事情全部倒出来，求得他们的理解和帮助，可防止孤悲自怜、忧怒伤肝。

(7)意识控制疏肝法：用自己的道德和意志修养，使消极的怒气不发生或尽量减低情绪反应，就是意识控制法。人在悲观之时，也可采取心理支持的方法，通过耐心、宽慰地讲解，正确引导，使之得到一种支持力量，逐步树立健康向上、积极乐观的人生信念，渐渐走出悲观的阴影，达到安静平和、泰然自若而养肝。要做一个信念和意志坚定的人，控制和调节自己的情绪，保持良好的精神状态，以增强内分泌功能，增强抵抗力而预防肝炎的传播。

(8)怒气升华疏肝法：把怒气转变为从事科学、文化、艺术和体育活动的动力，即化悲痛为力量，实现怒气的心理升华，对保护肝脏功能是有好处的。人遇不良情绪之时，用顽强的意志去战胜，用理智和情感去升华，把事情看得淡一些，舒志解愁，缓解心理矛盾而防止伤肝。

(9)加减乘除疏肝法：加减乘除可减轻心理负担，消除心灰意懒，杜绝抱怨懊悔，增强免疫能力，保护肝脏功能。一是“加”。即扩大业余爱好，陶冶情操，增加生活情趣，积极参加文体活动，有劳有逸，放松心理而保肝。二是“减”。即果断坚定地排除心理压力和烦恼，终止一切有损心理健康的活动而护肝。三是“乘”。即扩大社会活动范围，与人真诚相处，互相帮助，取长补短，海阔天空地畅游，天南地北地倾诉而养肝。四是“除”。即化干戈为玉帛，化烦恼为动力，学会谅解和宽恕别人，减少火气、消除怨气而柔肝。

(10)调畅神志疏肝法：忧愁、悲伤和愤怒，必然损伤肝脏，故应注意及时消除。正所谓：“宽怀总有益，任意自生灾。”

①宽仁养性消除怒。“人贵有自知之明”。要加强思想修养，树立正确的人生观，正视现实，面对未来，公而忘

私，粗茶淡饭，上不怨天，下不怨地，中不怨人，知足常乐而养肝。胸怀宽大，容忍仁爱，爱人谅人不恨人，宽仁为上无愁绪而润肝。

②顺其自然排解怒。遇到棘手的问题时，积极思索，理出头绪，总结经验，牵纲带目，不沉溺，不苛求，思虑有度排解怒而保肝。

③养肝保神和其怒。养肝脏，肝气疏而止怒；肝动则气升，气升则伤肝，故应养肝以保神，保神和其怒；不为一事过喜，不为小事动怒，精神豁达而护肝。

④肝疏有序控其怒。喜怒有节，不生妒心，襟怀坦白，胸有大志，淡泊名利，淡忘烦恼而增强人体免疫能力，预防肝病的发生而健肝。

⑤虚静怡肝制其怒。“虚能引和静能生悟，仰以察古俯以观今”。心思清虚宁静，人生不罹肝病；妄动肝火志乱，怒气伤肝病生。因此，要做到虚静引和而怡肝。

(11)说理开导疏肝法：有的病毒性肝炎患者易产生自卑感而加重病情，故亲朋好友探视肝炎病人时不要离病人太远，不要站着与病人说话，更不要戴口罩或手套、甚至拿张报纸铺在凳子上才肯坐下。要热情地与病人握手，随意拿张凳子坐下，关心地询问病情、安慰病人，增强其战胜疾病的信心；探视时间以 10～15 分钟为宜，以免影响病人休息。离开病房后用肥皂及流水洗手。医护人员对待肝炎患者要做好四个方面的疏导。一是告之以其实。向患者说明疾病的性质、原因、危害及病情轻重，引起病人的高度重视并认真对待；二是语之以其善。忠告患者积极配合，及时治疗，措施得当才能恢复健康；三是导之以其便。告诉患者调养和治疗的具体措施；四是开之以其苦。帮助患者解除紧张、恐惧和消极心理状态，从而促进肝炎病人的康复。即快乐有人分享，是更大的快乐；痛苦有人分担，可以减轻痛苦。

(12)闭目静思疏肝法：人遇怒气，能瞑目内守，万念俱息，悟空潜怒，无思无虑，涵养肝气，清静恬怡，乃疏肝之上法。一是闭目静心息怒气。在空气新鲜而清静之地，正襟端坐，双目微闭，两眼下沉，意无所念，思无所虑，忘却烦恼，神入寂静；或无意识地半眯双眼但不瞻视，眼珠动而视物无睹，息怒气而疏肝气。二是闭目引悦消怒气。微微仰面昂首，思绪放松，回忆人生兴高采烈，得意欢悦之事，消怒气而疏肝气。三是闭目降气平怒气。闭目冷静思考怒之后果，双手食指指腹轻轻压在双眼睑上，微微按揉至眼珠热胀感，便觉胸脘闷塞顿开，肝胃之气下降，心情和缓，躁怒皆平，平怒气而疏肝气。四是闭目意弛宁怒气。闭目抬头，意想浩渺广阔之天空；或伫立于高处，俯视人间万卷，心旷意发，如释重负，宁怒气而疏肝气。五是闭目卧思除怒气。卧而不寐，闭目意想联翩，除怒气而疏肝气。

40. 防止疲劳预防法
——疲劳抛却九天外

(1)避免劳累可护肝：体力劳动或脑力劳动超过了机

体的负荷能力，出现乏力疲劳症状时，称为劳累。长期劳累是肝炎的诱发因素之一，因其可增加肝脏的缺血、缺氧和能量的消耗，从而导致无氧代谢增强，使体内的代谢产物堆积，加重了肝脏负担，降低了机体的抵抗力，肝炎病毒乘虚而入罹患肝炎。特别是乙型肝炎病毒表面抗原阳性或肝功能已有异常者，可加重肝脏损害，促使病情发展甚至恶化。若劳累与消极悲观情绪并存，人的身心将承受极大的痛苦。因此，防止劳累也是预防肝炎的重要措施。

①工作负荷不过强。在日常工作与学习当中，不可超负荷运转，以免损伤肝脏功能。特别是从事重体力劳动，如建筑、矿山、贩运、装卸、军事、体育、高空作业等，要安排一定时间休息，防止肝炎病毒入侵，保护肝脏不患病。

②劳作时间不过长。单纯乙型肝炎病毒表面抗原阳性者，可以与正常人一样参加工作和学习，不需要离开工作岗位休息。虽然乙型肝炎病毒健康携带者90%的肝组织有不同程度的损害，但由于肝脏的代偿能力强，大多数人仍能胜任各种正常活动，故没有必要离岗全休，也没有必要在节假日或下班后卧床休息，这样做会降低机体的免疫能力和代谢功能，不利于病情恢复。在工作中，特别是重体力劳作、夜班、超强度的剧烈活动时间不宜过长，应以不觉劳累为度，并注意安排好劳作之余的休息。若休息后不能恢复体力，应立即就医，做到经常复查莫消极，劳作时间要适宜。

③各种活动不过量。肝炎病人休息是治疗的重要手段之一，对预防病情发展、促进疾病康复大有益处。若患肝炎后未及时休息或休息的时间过短，甚至过早地进行体力活动，常引起病情复发。因此，急性肝炎一般需要休息1年，以利于肝脏功能的稳定；慢性肝炎则需要2年以上的肝功能稳定期；黄疸期血清丙氨酸氨基转移酶升高、乏力特别明显，食欲差，甚至有恶心、呕吐者，除进餐、洗漱等必要的起床活动外，应绝对卧床休息，预防病情恶化。实践证明，休息得越充分，病情好转就越快；待黄疸消退后，血清丙氨酸氨基转移酶正常或接近正常，各种症状基本消失，可逐渐进行散步、做广播体操等活动，但不要过量，以避免劳累，要以不觉疲乏为度，从而预防病情反复发作。病情恢复期患者不可过分强调卧床休息，以预防体力衰退、情绪抑郁和自主神经功能失调，防止病情加重。总之，要根据患者乏力是否减轻、食欲是否改善、肝脏功能是否好转、肝脾肿大是否回缩或稳定等情况，做到动静结合且体力活动不过量，既来则安莫妄想。

(2)睡眠充足可养肝：医学专家研究发现，因睡眠不足而诱发肝炎者占17.31%，故高质量的充足睡眠对肝脏具有保养作用，可预防肝炎的发病。

①情绪松弛心平静，夜半安定养护肝。人在心烦意乱时，如思绪万千、心潮澎湃、坐卧不宁、辗转不安等，往往夜不能寐而导致人体内环境功能失调，影响肝脏功能。因此，睡前要将焦虑、烦恼、忧患抛之身外，不让琐事纠缠于头脑，做到“得意淡然，失意泰然，穷达皆忘，荣辱不惊”

而先睡心神后睡眠，躺在床上悠然眠；忘却一切烦恼事，胸襟坦荡自在眠，潇潇洒洒无忧虑，养肝护肝宁静眠。

②睡眠时机莫错过，消除疲劳养护肝。睡眠应安排在相对固定的时间，为肝脏提供定时休息的时机。夜间睡眠以21～22时为宜，达到颐养肝脏的目的。我国劳动人民有睡午觉的习惯，俗称子午觉，即中午12～13时，是人体交感神经最疲劳的时间，故子午觉是消除疲劳、恢复体力、养护肝脏的最佳时机。

③晚餐合理睡得宁，身心轻松养护肝。晚餐过饱往往加重胃肠道和肝脏的负担，产生腹部闷胀等不舒适之感而影响睡眠，对肝脏功能不利；饿着肚子睡眠往往饥饿难熬而觉醒，妨碍睡眠而影响肝脏的营养。因此，晚餐宜吃八成饱，睡得香甜肝功好。晚餐时间以17～18时为宜，饮食量适宜，睡前喝杯热牛奶。

④睡眠环境巧安排，夜色朦胧养护肝。勤奋好学、刻苦用功的人，不可过分夜挑灯，以免开夜车疲劳出，扰乱睡眠损伤肝。睡觉切勿把头蒙，被窝暖和不卫生；睡眠规律养护肝，起居有常身心轻。灯火辉煌难睡眠，漆黑一团不成眠；光线朦胧早入眠，安然睡眠养护肝。

(3)劳逸结合可柔肝：劳与逸必须结合，既不能太劳，也不能太逸，有劳有逸才能柔肝保肝，促健康。

①劳逸结合因人异。人的职业不同，劳逸结合的具体方法也不同。体力劳动者，业余时间以静的休息为主，如补充夜班的睡眠、学习科学文化知识、参加休闲娱乐活动等；脑力劳动者，下班后可多做些体力活动，如种植瓜

果蔬菜，整理花草树木，采购日常生活用品，特别是体育锻炼等，为肝脏创造良好的休息时机。

②避免寒冷和潮湿。寒冷和潮湿可使体内的各种反应迟缓，导致机体抵抗力降低，使入侵的肝炎病毒得到繁殖的机会而诱发肝炎。因此，工作、学习和休息的环境应尽量避免寒冷和潮湿。

③定时排便防便秘。便秘时大便干燥、坚硬，超过正常排泄时间而不易排除。由于便秘引起大便在肠道内的时间延长，大肠的重吸收作用可将粪便中的有毒物质吸收入血，进入肝脏解毒而加重肝脏负担。因此，劳作或休息时，均应养成定时排便的习惯，预防便秘，避免损伤肝脏。

七、运动强体预防四法

41. 保健功法预防法——持之以恒做锻炼

(1)静立法健体补肝：选择空气新鲜又安静的花园中、树林里、湖畔溪旁。全身放松，双足分开与肩同宽，自然站立，含胸拔背收腹，双目微闭，舌抵上腭，提肛，双臂自然下垂或双掌重叠置于下腹部丹田部位，意念集中于丹田。开始一般每次静立 20 分钟左右，以后逐渐增加至 30～40 分钟或更长，每日早晚各 1 次。具有调和气血，健体补肝的作用。其要领是含胸拔背下颌收，松腰圆胯双目瞑；意守丹田不可乱，摇摇晃晃入云行。

(2)漱津法增津养肝：口唇微闭，用舌体沿牙龈内外搅动运转，内外各 36 次。搅动时产生的唾液暂不下咽，接着鼓漱津液 36 次，然后将唾液分 3 次咽下，咽的同时意念引导慢慢下行至丹田。每日早晚各 1 次，坚持经常。具有增津养肝，强身壮体，调整胃肠，帮助消化的作用。其要领是舌在口中旋运行，旋毕鼓漱津液涌；津液务必三口咽，徐徐降入丹田中。

(3)梳胸法排忧疏肝：取端坐位或仰卧位，松解上衣钮扣，露出内衣，全身放松。双手五指如梳状，上下左右轻梳前胸，连续72次。梳后用右手五指依次对前胸各部位轻轻叩击1遍。叩击结束后，再对膻中穴(胸骨中段凹陷处)(图6)按摩2分钟，每日1次。具有疏肝理气，解忧除烦的作用。其要领是五指如梳置前胸，自左至右上下行；膻中穴上多用力，开胸理气疾病平。

(4)织布法按摩柔肝：在床上取坐位，两腿伸直并拢，足尖朝上，双手掌心朝脚尖方向，双臂伸直，向脚部做推的动作。上身前俯时向外呼气，推尽手掌后稍停，手掌返回时吸气，连续往返36次，每日操练2次。具有按摩内脏，调理胃肠，运肝柔肝的作用。其要领是身体轻松端坐床，双腿并拢伸前方；两手推拉三十六次，活血柔肝保健康。

(5)揉腹法缓揉护肝：平卧在床上，松解腰带，双手掌相搓生热后，重叠置于脐部，从脐部开始，自左向右转圈按摩，由小圈到大圈，直至把整个腹部按摩一遍。再从外周由右向左转圈向内按摩，最后在脐部稍停即可结束。每次3～5分钟，每日1次。具有促进胃肠血液循环，加快胃肠蠕动，保护肝脏功能的作用。其要领是闭目平卧在床上，双手叠置腹中央；用力适中左右摩，缓揉护肝胃无恙。

(6)抖动法解疲保肝：取站立姿势，双脚与肩同宽，全身放松，双膝微屈，双上臂自然下垂，收腹，双眼微闭，舌抵上腭。然后用双膝关节带动全身，上下有节律地抖动，可连续抖动81次；每日2～3次，一般在早晨、晚上或工休时间进行。血压偏高者双手掌平端，掌心向下，贴于双侧股部，具有降低血压的作用；血压偏低时，双手掌心朝上，具有提升血压的作用。抖动法可松弛全身肌肉，活动各内脏器官和全身关节，疏通经络血脉，消除紧张情绪和解除疲劳，增强肝脏内的血液循环，保护肝脏功能。其要领是双脚踏地与肩宽，全身放松呈自然；节律抖动八十一，解除疲劳保护肝。

(7)晃海法慢旋运肝：两腿单盘或双盘，端坐于床上或木椅上，臀部只坐三分之一；双手掌置于膝盖上，二目微闭，舌抵上腭，消除杂念，以腰部为轴，上身先自右向左慢慢旋转；旋转时腰部尽量弯曲，上身前俯，共36次；然后再自左向右旋转36次；每旋转1次约20秒钟左右，全部做完大约需要30分钟。每日1次，最好在睡前进行，操练时意念只默记次数即可。医学研究证明，晃海法是一种很好的自我保健运动，可使五脏六腑、四肢百骸得到锻炼，推动经络正常运行，使气血调和，增强内脏功能，可用于胃肠道疾病，特别是肝病的预防和治疗。其要领是双腿盘膝二目闭，腰轴旋转要仔细；调和气血健脾胃，运肝祛病疗效奇。

(8)捧腹法驱邪润肝：选择室内外空气清新的地方自然站立，两脚分开与肩同宽；双手10指交叉合拢捧于小腹，然后双腿上下屈伸；随着双腿的屈伸，双手捧腹也做上下运动，使腹内脏器得到缓慢地按摩。若体力允许时，每次可运动200次，否则可适当减少。有条件者每日早晚各操练1次，晚间操练宜在饭后2小时进行。中医认为，腹为“五脏六腑之宫城，阴阳气血之发源”。捧腹做按摩运动，可使腹壁肌肉强健，内脏血液循环流畅，胃肠蠕动加快，消化液分泌增加，消化吸收功能大大增强，健脾和胃润肝，具有驱外感之诸邪，清内生之巨症的作用。其要领是两脚站立与肩宽，十指交叉捧丹田；双腿屈伸双手运，按摩润肝动作缓。

(9)八式法健身强肝：八式运动健身法融汇了八段锦、易筋经等传统健身法的精华，不仅对筋骨关节具有良好的作用，而且对防治消化系统疾病，特别是慢性肝病也具有明显的效果。

①双龙出海手平伸。垂手立正，左腿向左开步，两脚跟与肩同宽；两手向前平伸，掌心向下，缓缓上提至与肩同高，并徐徐深吸气。

②二虎潜藏看掌心。两掌掌心反朝上，双手向后收回，至腋中线向后展开，头后仰至最大限度，并徐徐呼气；手向后展开时注意不要挺胸，尽量使胸锁关节向外展开。做此动作时以有酸痛感为好。

③直冲霄汉合掌闻。双手前移至胸前，合掌，右大拇指压在左大拇指上，然后渐渐上举至头顶；双肘关节尽量伸直，手上举时将双足跟抬起至最大限度，徐徐呼气。

④海底明堂双手沉。双手合掌，徐徐下降至枕后，再经耳后分掌至胸前；然后对指反掌，掌心向下按，头部同时向上向后仰至最大限度；然后缓缓弯腰，循序渐进，力求双掌按至地面，并徐徐呼气。

⑤怀中抱月反掌根。弯腰渐起，两掌向前、向侧划一圈，反掌并徐徐呼气；然后收手至胸前，双手对指反掌，手心向上并缓缓呼气。

⑥仰举天苍双掌分。双手掌心朝上，慢慢上举至最大限度，双肘关节尽量伸直，如双掌力顶千斤；头上仰，目视掌背并徐徐吸气；随后双手分掌，缓缓下降至身体两侧并徐徐呼气。

⑦三盘落地双手奋。双手向前平举至肩高，手心向前，然后屈膝下蹲并徐徐吸气；此动作要求双手与躯干、躯干与大腿、大腿与小腿均尽量呈直角。

⑧顺手牵牛固经筋。反手缓缓站起，双手自然下垂，徐徐吸气。

⑨八式运动健身心。八式运动健身锻炼每日早晚各1次，每次操练2～3遍，以增强体质，提高机体免疫力，达到防治肝病的目的。

42. 养花种草预防法——轻柔飘逸寿百年

(1)养花种草，舒畅心情益于肝：花草是大自然的精华，乃情的象征、美的化身、友谊的使者。若钟情于养花种草，在室内雅赏花卉，在庭院栽植花草，虽点点数枝、一丛花木，却可让人感到生机勃勃、春意盎然，赏心悦目、疏肝解忧。花卉以花型奇特、花色艳丽、花味芬芳而令人心胸开朗，草木以枝叶繁茂、叶片青翠欲滴而让人愁闷全无，果树以硕果累累、晶莹剔透、形色各异而逗人喜爱。总之，花、叶、果，能美化点缀内外环境，给人以高雅舒适之感。养花种草净化心灵，精神爽快防治肝病。

（2）花卉清艳，蕊瓣疏丛益于肝：花草所具有的生物特性，在光合作用下，可吸收空气中的二氧化碳，放出氧气而净化空气，减少污染，使空气清澈新鲜，人吸入体内后，增加血氧含量而有利于肝脏功能。的确，闻花香而芳香扑鼻，观花态而千娇百媚，望花色而五彩缤纷，思花意而柔情倩影。那枝叶奇茂的，令人心情振奋而增强肝脏功能；那潇洒飘逸的，令人浮想联翩而增强肝脏功能；那黄灿如金的，令人心中升起光华而增强肝脏功能；那翠绿迎春的，令人充满遐想而增强肝脏功能；那艳红似火的，令人精神焕发而增强肝脏功能；那洁白如玉的，令人顿感素雅高洁而增强肝脏功能。

（3）赏花看草，愁闷消融益于肝：花草的感染力和独特的品格，给人以生机和韵律，给人以启迪和联想，给人以健康和快乐而消除忧愁烦闷，增强机体抵抗力，保护肝脏功能。赏花看草者要养花种草，只知赏花不会养花，只知看草不去种草，毕竟美中不足。老舍先生说过，一个会赏花的人，也应该是一个会种花的人。鲁迅先生“室外留得滋卉地，幸得来年养花天”的诗句，说明他在百忙之中仍喜欢养花种草。春到人间人似玉，花绕月下月如银。冰雪消融，迎春花开，虽然金英翠萼报春寒，但却是寒冬过后第一枝，这春天的使者必将带来万紫千红的满园春光，迎来春风吹行舟，铺开花路入溪口，给人以勃勃生机之感而舒肝。春去夏来，荷莲绽开，采莲池塘边，莲花过人头，低头弄莲子，莲子清如水，竹影扫夜月，荷叶拂古池，莲荷那“出污泥而不染”的风格，不愧为花中君子，让人觉得肃然起敬而强肝。秋高气爽，风吹高洁，菊花盛开，傲霜吐艳，卓为霜中之杰，轻霜渐觉秋菊艳，细雨微润蒲笋滋，甚至菊残仍有傲霜枝，给人以精神爽朗之感而健肝。寒冬斗雪，腊梅吐香，迎冰飘逸，一身铁骨腰不折，让人觉得风流傲骨而润肝。

(4)焕发青春，活力倍增益于肝：养花种草可焕发人的青春，增强人的活力，给人以乐趣无穷之境界而保护肝脏。曹靖华说得好：“花，它那芬芳艳丽的色香和充沛的活力，会使须发霜白的人闻鸡起舞，不知老之将至；令青少年倍感朝气蓬勃，生力无穷。”自己动手种植花草，虽然洒下了汗水，耗费了心血，但其中的乐趣绝非赏花看草可比。当亲手培育的花木破土而出之时，养花种草者心里将无比喜悦而条畅肝气；渐渐繁枝叶绿，继而蕾苞初绽，心情更加愉快轻松而疏达肝机；待到鲜花吐艳，芳香四溢，养花种草者的心花也随之怒放而增强肝脏功能；若把自己精心培植的花草分赠亲朋好友共赏，则心中更觉欣喜若狂而有利于肝脏的代谢。此时，收获之喜，养花之乐，种草之趣，一齐涌上心头而加强肝脏的解毒功能。在养花种草的过程中，不管寒暑易节、阴晴雨雪，搬花盆进进出出，制作营养土，浇水施肥，既锻炼身体，又有效地补偿脑力，故旧时的文人墨客有“梅妻鹤子”之说。因此，若能视花草为知己，且乐此不疲，可帮助人解脱苦闷、烦恼和不平，使人养成细心、耐心、乐观和善于观察问题、思考问题的性格而梦中春风、笔底生花，有利于肝脏功能的正常发挥。有道是，养花种草焕发青春，保肝养肝活力倍增。

(5)花香疗法，体健心轻益于肝：三国时代的名医华佗，集香草、丁香和檀香于一囊，悬挂于室内防治疾病；古往今来，很多人把养花种草作为吟诗赋词的题材而留下了诸多千古名篇。语言大师老舍先生曾写过一篇《养花》的文章，文中不写养花的艰辛和技艺，专写养花的乐趣，似好友谈心，如佳朋阔论，朴素自然而妙趣横生。近几年来，人们很重视养花种草对身心健康的影响，世界各地纷纷采用花香疗法、园艺疗法等，防治包括肝炎在内的各种疾病而取得很好的疗效。因此，养花种草、赏花观木、看叶尝果，也是强身健体、防治肝炎的重要保健措施。在养花种草的同时，心随花香常相怡悦，月伴花香轻叩门扉；养花种草肝脏受益，身心健康方觉味长。

43. 休闲强体预防法
——清思抱月笑开颜

(1)自棹轻舟穿柳去——划船

①舟行碧波上，人在画中游利于肝。划船荡桨是古今中外人们喜爱的一项趣味性强体锻炼方法，寓平衡心理、条达肝气、强健机体和积极娱乐为一体。众多的文人雅士在轻舟湖上吟咏而得千古绝句，很多历史重大事件

在湖上轻舟中酝酿决策。因此，闲暇之际约三五知己水上荡桨，在欢声笑语中强身健体，可增强肝脏功能。

②沧海架紫浪，强体荡舟游利于肝。划船荡桨的疏肝保健作用主要有三个方面。一是拓展心胸，使人产生“天高任鸟飞，海阔凭鱼跃”的豪迈心理而疏肝。荡舟于江河湖海，水波漾漾，层纹涌涌，那广阔无垠的水域滩头，让人进入忘我的境地，驰骋于天地之间而强化肝脏功能。二是强健筋骨，使人产生“云捲千峰翠，风驰万壑开”之感而疏肝。摇橹荡桨之时，沐浴着温煦的阳光，送桨时吸气，回划时呼气，动作舒缓柔和、连绵不断，好似行云流水；送桨回划连贯，动作优美，富有生活情趣，是理想的整体性健身动作，有利于肝脏功能的发挥。三是划船时呼吸大量负氧离子，使人产生“万事销身外，生涯在舟中”之感而疏肝。划船时呼吸加快，吸入大量负氧离子，增加血氧含量，加速血液循环，让肝脏得到充足的营养，增强肝脏功能。

③微风吹白浪，四季信心游利于肝。划船是一项竞技性运动项目，如少数民族的龙舟棹歌，划船者齐心协力、摇橹冲向前，催龙舟乘风破浪正此时，对肝脏功能具有强健作用。我国适合划船的水域很多，且各地又有各地的特色和优势，如北京颐和园的昆明湖、济南的大明湖、杭州的西湖、扬州的瘦西湖，以及洞庭湖、千岛湖、微山湖、太湖等，均适合划船荡桨强体而增强肝脏功能。总之，春天荡桨，暖风徐来，波浪问莺可柔肝；夏天荡桨，鸟语花香，曲院风荷可柔肝；秋天荡桨，水光波清，月沉湖底

可柔肝；冬天荡桨，小桥残雪，心旷神怡可柔肝。陪情侣轻舟湖上，卿卿我我可疏肝；陪爱人轻舟湖上，情切洞达可疏肝；陪文人轻舟湖上，赏咏章词可疏肝；陪朋友轻舟湖上，清潭风韵可疏肝；陪父母轻舟湖上，孝心无限可疏肝；独自轻舟湖上，邀风招月可疏肝。可见，摇橹荡桨，可与心灵对话、品味健康人生而“心轻万事如鸿毛，看破浮名心自平”。

(2)时有清风度竹来——甩体

①甩体强体，促进肝脏血液循环。甩体运动锻炼包括甩手和甩腿，不受环境和条件的限制，可随时随地进行，受到人们的普遍欢迎。甩体运动可增强体质，有利于肝脏的血液循环，保障肝脏功能的正常发挥。

②甩手强体，保证肝脏血液循环。甩手运动可使肝脏得到轻柔而舒缓的锻炼，疏通经络，使肝脏的循环血量增加。甩手的方法是，肩部放松，下肢自然站立，两脚与肩同宽，双膝微屈，双手伸直，前后摆动；先将右肩下拉，利用惯性，将拉向后方的右下臂经过胸前甩至反侧肩上，下臂内侧尽量触到下颌。上述动作左右交替，每侧甩动20～30次。其要领是肩部放松自然站，两脚分开与肩宽；双膝微屈手伸直，前后摆动要连贯。

③甩腿强体，加速肝脏血液循环。甩腿锻炼以动求静，动静结合，炼气养肝，心清气和，加快血液回流，使肝脏的气血畅达，具有调整和修复肝脏功能的作用。甩腿的方法是一手扶树或墙，先向前甩动小腿，使脚尖向前向上翘起，然后向后甩，将脚尖用力向后，脚面绷紧，脚要伸

直。甩腿时上身正直,两腿交换各甩 20～30 次。其要领是一手扶物要站稳,两腿交替脚绷紧;脚宜伸直脚尖翘,前后甩动健身心。

(3)吸江南吴越清风——广播体操

①广播体操可健身。广播体操从 60 年代起开始在全国广为流传,深受广大人民喜爱,如今已发展到第八套,在众多的健身活动中,仍不失为一种很好的运动形式。其特点是动作简单,易学,易做,不同年龄、性别和不同健康状况的人都可操练,不受场地条件的限制,可以单独做,也可以集体做。其增强肝脏功能的效果比较明显,是适合广大群众参加的一种运动锻炼方法。其动作组成是科学地按照人体的生理运动规律,通过屈伸、举振、转体、跳跃等动作,使五脏六腑的功能都得到锻炼。操练时机体活动增加,加快血液循环,促进新陈代谢,提高肝脏等器官的生理活动能力。

②消除疲劳调心神。广播体操具有调节各器官功能的作用,不同的时间操练可产生不同的效果。如早上操练能使人由抑制状态很快进入兴奋状态,以激发肝脏的代谢潜力;工间或课间操练,可消除工作和学习中产生的疲劳,解除精神紧张而保护肝脏功能;晚上操练可让人由兴奋逐渐转向抑制,具有镇静催眠的作用,使肝脏得到充分休息。

③具体操练要认真。广播体操锻炼不能流于形式,每个动作都要认真做到位,才能收到较好的效果。一是讲究每节的力度,注意身体姿势和动作的准确性,以达到

操练的目的。二是培养节奏感，作操时柔中有刚，刚柔相济，随节拍而具有音乐的感染力。三是注意动作的连贯性，节与节之间连接自然，全套动作连续到底，一气呵成，才能真正体现操练广播体操的真谛。

44. 按摩导引预防法
——疏肝理气意绵绵

(1)中医细说肝疏泄：中医学认为，肝脏具有疏泄功能，这种功能反映了肝脏主升、主动的生理特点。主要表现为肝能调畅全身气机，使经络和利，促进各脏腑器官正常生理活动，推动全身气血和津液的运行，增强脾胃的运化功能。因此，若肝的疏泄功能失常，人体各部的气机活动受到阻碍，进而形成气机不畅、郁结、亢进等病理变化而损伤肝脏，形成恶性循环，故以按摩功、导引术以疏肝理气，从而增强肝脏的功能。

(2)按摩疏肝局部热：运用按摩手法对机体某些部位进行揉、擦、拍、拿、推、拨、振、运等，可疏肝柔肝，提高肝脏的代谢功能。

①舒气会舒畅气机。双手相叠，置于两乳中间的膻中穴(位于前正中线上，两乳连线的中点)，上下擦动30次。膻中穴为人体气机聚会之处，故舒气会具有疏理条畅气机的作用。其要领是双手相叠擦动膻中，条畅肝气预防肝病。

②宽胸法宽胸理气。右手虚掌置于右乳上方，适当

用力拍击并渐渐横向左侧移动，来回10次；两手手指交叉紧贴于乳房上方、下方，横向用力往返擦动20次；两手掌虎口置于两腋下，由上沿腰侧向下至髂部，来回推擦，以热为度。此法具有宽胸理气和通畅肝气的作用。其要领是右手虚掌胸前拍击，两手交叉往返擦拭；双掌虎口置于腋下，上下推擦以热为宜。

③拿腰肌益肝补脾。双手掌虎口卡置于两侧腰肋部肌肉，由上而下至髂部，拿捏腰肋肌肉，往返做10次。具有益肝、补脾、疏通经络的作用。其要领是双手虎口卡置腰肋，由上而下捏拿腰肌。

④擦腹部对肝有利。双手掌分别置于两肋下，同时用力斜向小腹部推擦至耻骨，往返做20次。具有健脾和胃保肝、利气通膈健身的作用。其要领是双掌分置于肋下，斜向小腹用力擦。

⑤理三焦养肝补益。两手四指交叉，横置按于膻中穴，双掌根按于两乳内侧，自上而下，稍用力推擦至耻骨上方，共计推20次。具有通利三焦，理气养肝的作用。其要领是四指交叉按膻中，巧力推擦三焦通。

⑥拨阳陵适当用力。两手拇指分别按于两侧阳陵泉穴，其余四指做辅助，先按揉该穴1分钟，再用力横向弹拨该穴处的肌腱3～5次，以局部有酸麻胀的放射感为好。具有疏肝利胆，调和经气的作用。其要领是双手拇指拨阳陵，按揉弹拨要适中。

⑦振胸臂一呼一吸。先用右手从腋下捏拿左侧胸大肌10次，再换左手捏拿右侧胸大肌10次；将双手手指交

叉抱持于后枕部，双肘相平，头尽量向后摆动，同时吸气，然后向前摆时呼气，一呼一吸共做10次。具有理气疏肝，条畅宽胸，振奋胸阳的作用。其要领是双手捏拿胸大肌，抱枕摆头振胸臂。

⑧运双目头正腰直。端坐凝视，头正腰直，两眼球先顺时针方向缓缓旋转10次，然后瞪眼视前方片刻，再逆时针方向如法操作。中医认为，肝主筋，开窍于目，故运双目具有升发肝气、清肝明目的作用。其要领是双目旋转各10次，瞪眼前方作平视。

(3)导引之术利气节：导引术可对五脏六腑起到柔和缓慢的运动锻炼作用，增强机体的免疫能力；促进肝脏的血液循环，增强肝脏功能。

①左右开弓双臂缓。两腿直立，稍宽于肩，两脚平行脚尖朝前，两臂自然缓缓下垂，两目微瞪平视向前。双臂缓慢向前平举，掌心朝下，举至平肩；翻过手腕掌心朝上，微微屈肘自然握拳。大臂小臂自成夹角，直角90°不要走偏；两肘相平与肩相平，掌高适宜自然平眼。接上势，向两侧扩展，扩至最大限度，眼看左掌，掌心向内，双拳松开，缓缓前移到体前变掌，头移向正前，眼看掌心。与接上势后相反的方向握拳再做。以上动作重复做4遍。具有强筋健骨，条畅肝气的作用。其要领是自然站立眼平视，双臂缓举平肩池；两臂夹角90°，两侧扩张讲姿势。

②单手托天掌朝天。立正，左腿屈膝抬起，同时右臂上托，掌心向上，虎口张开，左掌下按，指尖朝前，还原成立正姿势。右腿屈膝抬起，同时左臂上托，掌心向上，虎

口张开，右手下按，指朝前，还原成立正姿势。以上动作重复做4遍。具有促进血液循环，增强肝脏功能的作用。其要领是单腿屈膝手托天，一掌下按指朝前；姿势还原重复做，增强肝功促循环。

③下蹲压肋掌变拳。立正，左脚向左侧旁开一步，稍宽于肩，两臂屈肘侧平举，掌心朝下。右脚向左后方交叉成全蹲，同时掌变拳，两臂挤压胁肋部向下冲拳。还原后换方向重复上面的动作，共4遍。具有宽胸疏肝，增强机体免疫力的作用。其要领是两脚站立与肩宽，两臂侧举掌变拳；两拳下冲巧用力，下蹲压肋可疏肝。

④疏肝嘘气巧瞪眼。立正，全身放松，双手掌缓缓相叠，右掌在下，左掌在上，按置于丹田（即关元穴，位于脐下1横掌处）。吸气挺腹，呼气收腹，同时瞪眼发“嘘”音，动作柔缓，呼吸深长。以上动作重复做并发音，共6～18次。具有理气疏肝，解除疲劳的作用。其要领是全身放松两掌叠，左掌在外右掌掖；置于丹田做呼吸，两眼相瞪嘘音接。

八、兴趣健身预防四法

45. 闲暇日记预防法
——闲暇日记怨气消

(1)闲暇日记可疏肝：写日记是一种陶冶心灵的趣味性疏肝健身活动，从娱乐的类型看，属自娱性写作活动。人们记在日记里的内容，往往是心灵中的美好世界，是远离尘俗意识而能令写作者自我陶醉的人生世外桃源。因此，可疏肝理气，防治精神抑郁症、焦虑症等疾患，预防肝炎的发生。有人进行了不完全统计后认为，目前全世界有15亿人口被行为或精神失调所困扰。其中有4亿人口患焦虑症，3.4亿人口患抑郁症，2.5亿人口有人格障碍，这些精神性疾患均能降低人体的抗病能力，作为肝炎的诱因而导致肝炎的发生。也有人对16所高等院校的本科学生进行了10年的医学观察统计，在辍学和休学的原因中，心理因素占居首位，其肝炎发病率比正常学习的对照组学生高。故不少医学、社会学和心理学专家认为，从某种程度上讲，最好的心理医生是自己，最好的调适方式是天天写日记。以梳理情绪，解除抑郁和焦虑对肝脏的损伤，保持积极向上的心态而增强肝脏的抗病能力。

(2)抒发思绪可柔肝：瑞典的著名作家亚米爱儿一生中写了30年的日记。他生前写这些日记的目的只是为了抒发思绪、消除忧虑而自娱，死后才被后人发表出来，成为世界上的著名日记。我国著名的《雷锋日记》中，以朴实的话语、通俗的语言叙述了人生哲理、做人原则、奋斗目标、处世格言和人生观、价值观，鼓舞和激励了千千万万的人们奋进和效仿。闲暇日记可在时光的隧道中自由遨游，把岁月光阴里走过的历程做一次感情上的过滤和提炼，把亲身体验过的美好情感认真地记录保留下来，反复品味，回顾人生，对肝脏功能很有好处。虽然人生的道路上有痛苦、有兴奋、有沉默、有感悟、有忏悔、有美好、有记忆、有理解、有苦涩，但经过记日记，可化腐朽为神奇，化愚昧为智慧，化懦弱为力量，从而激发积极的情绪而有益于肝脏功能。古希腊哲学家亚里士多德、英国诗人葛里波顿建议，用写日记的方法宣泄自己的情感，治疗消沉和忧虑。有的医学专家推荐，采用"日记分析法"治疗抑郁症，即每天坚持写日记，而且只记录一天中最愉快的事情，如收到情侣的书信、事业上有了进步、有了科技研究成果、看了一场精彩的节目、受到领导的表扬和奖励等，以此强化愉快的记忆，向往美好的未来而条达肝机。实践证明，坚持写日记，忧郁就会被愉快所取代，心灵被美化，胸怀被拓展而有利于维护肝脏功能。临床心理学研究发现，人类情绪记忆中不愉快的事件易于储存，而愉快的事件则往往容易随着时间的推移而被遗忘。日记分析法可使人的头脑中留下深刻的印迹，使愉快情绪的保持量增多，持续时间延长，这对于矫治忧郁、焦虑及自卑等心理障碍十分有效，从而保护肝脏不受伤害。

(3)除烦解闷可护肝：美国心理学家研究后认为，常写日记能增强机体的免疫力和肝脏的解毒功能。若每天找一个安静的地方，写 20 分钟的日记，会起到除烦、解愁、消闷、降低血压的作用，从而收到疏肝理气之效。由于日记不是写给别人看的，故可以忠实地写出自己的心事，不需要隐瞒，既可写出正面的，也可写出反面的。当一个人把自己的忧愁烦恼全部写入日记后，自己的身心也会变得轻松自如而心手双畅，使不良的心理状态得到排解而有益于肝脏的健康。因此，写日记的过程就是了解、分析和解除不平心理的过程，也是条畅肝气的过程。避开干扰，静心地撰写日记，犹如超出世俗偏见和烦恼，进入幽雅的境地，撞击着心灵中美好的火花而感知一滴水可知大海之味，帮助人们换一个角度看待自己，看待人生道路，正视前进中不顺利的事情，从而达到心理平衡而保护肝脏。写日记乃举手之劳，如果能养成写日记的良好习惯，会成为人们抵抗疾病侵袭的有力武器，因其可把危险的压力发泄掉，进而通过增强人体的免疫力而改善肝脏功能。尤其是性格脾气急躁、容易发火的人，朝着日记发火而不向着亲人、同事和朋友发火，对自己的事业发展和身心健康会收到意想不到的效果，故人们应常写日记、稳定心理、确保健康而天增岁月人增寿，春满乾坤福满门。

46. 促膝聊天预防法
——闲聊静听肝功好

(1)闲暇聊天疏肝气：聊天，指的是亲朋好友及其他来往密切的人际关系之间，在友好和谐的气氛中，畅谈或聆听共同感兴趣的话题，也包括发牢骚。这种娱乐性行为可有效地疏达肝气，保护肝脏功能。“两月相照为朋，两手相扶为友”。聊天由“说”和“听”双方组成，说者滔滔不绝、畅所欲言、情绪激动而愉悦，往往能从演说中获得人们的尊重和自我实现的需要而使心理满足，达到心理平和肝气畅的目的；听者专心聆听、全神贯注、兴致勃勃，往往在好奇心的驱使下获得各种各样的知识而满足求知欲望，达到知识广、理肝气的目的。2000多年前的孔子很喜欢聊天，四书五经中的《论语》就是在聊天中形成的。金代医家张子和还专门研究了聊天的特殊养生保健作用，他在《儒门亲事》中云：“昔闻山东杨先生治疗主洞泄不已，杨初未对，病人与众人谈日月星辰经度及风云雷雨之变，自辰至未，而病者听之而忘其圊。”因此，聊天聊到妙处，给人以“春夏秋冬一年川流不息，东西南北四方宾客如归”之感，从而收到增长见识，安慰心理，调整情绪，疏肝理气之效。

(2)聊天语言泄郁气：聊天的语言是最好的解郁工具和消郁剂，在天南地北、高谈阔论的聊天过程中，运用言语疏导疗法可满足人的各种心理需要，排泄郁闷而保护肝脏。因此，患抑郁症和焦虑症的人，以及在生活的道路上遇到坎坷的人，与心理医生或亲朋知己无拘无束地聊天，将自己的苦恼全部倾诉出来，听者顺应倾诉者的情绪而进行疏导，帮助其纠正认知缺陷，疏泄郁气而防止损伤肝脏，使之逐渐恢复。古人很重视聊天中的语言疏导作用。《灵枢·师传》曰："人之情莫不恶死而乐生，告之以其败，语之以其善，导之以其所使，开之以其所善。"《存斋医话稿续集》云："无情之草木不能治有情之病。以难治之人、难治之病，须凭三寸不烂之舌以治之。"在聊天中进行言语疏导，排解人的郁闷，舒畅胸襟，条达肝气，防止肝脏受损时，可从六个方面进行。一是帮助其获得理想的需要，鼓励郁闷者树立建功立业的信心等；二是帮助其获得生理的需要，如解决日常生活中的困难等；三是帮助其获得安全的需要，如诱导郁闷者解除对某些意外事件的恐惧等；四是帮助其获得尊重的需要，增强和满足郁闷者的自尊心等；五是帮助其获得交往的需要，使之建立良好的人际关系等；六是认真听取其发牢骚。牢骚是人们的愿望得不到满足而产生的一种宣泄性语言行为，分为低级牢骚和高级牢骚。低级牢骚是人们对生活需求一时得不到满足而鸣不平；高级牢骚是人们对真理的追求，要求克服社会的种种弊端，以维护国家、民族和公民的正当权益。如果能针对具体情况，帮助郁闷者宣泄胸中郁闷之气，可使其产生清风出袖、明月入怀之感而柔肝养肝。

(3)聊天情绪不可急："人世相逢开口笑，老夭聊发少年狂"。遍布全国各地而颇具悠久历史传统的茶馆、当今流行的咖啡馆和夏天的集体纳凉等，都是理想的聊天场所，深受各阶层的人们喜爱。茶馆、咖啡馆大都设在街市，其特点是以茶和咖啡助兴，营造了适合人们聊天的幽境。苏南地区还聘请艺术家表演曲艺节目，更增添了茶馆、咖啡馆的迷人魅力。有的城市还建立了老年人聊天站，使老年人在谈天说地中愉悦身心、驱除孤独情绪而疏散肝郁之气。乘凉时聊天，谈农事商情、奇闻逸事、婚丧嫁娶或畅谈学术见解等，都具有不可忽视的养生保健和柔肝的作用。聊天能促进身心健康、保护肝脏功能是毫无疑问的，但任何事物都要把握"度"，聊天也不例外。有人研究认为，聊天可分为阳刚状态和阴柔状态两种。阳刚状态是指聊天过程中主讲者的精神状态，往往伴有血压升高现象；阴柔状态是指聊天过程中主听者的精神状态，往往伴有血压降低现象。因此，要针对实际需要选择聊天状态，并适可而止，防止情绪波动。老年人聊天要以听为主，使之有益于肝脏功能。

(4)分类聊天得妙谛：拉拉心里话，驱散心头云。有针对性地聊天可分为五种类型。一是喜类聊天。即谈论令人高兴的话题而产生喜悦心理，适用于悲忧情绪过度及因抑郁症而伤肝者。二是思类聊天。即谈论令人怀念的话题和哲理性很强的问题，适用于惊恐及焦虑而伤肝者。三是悲类聊天。即谈论令人悲伤的话题，适用于情绪过度愤怒而伤肝者。四是怒类聊天。即谈论令人愤慨的话题，适用于思虑过度和情绪郁结而伤肝者。五是恐类聊天。即谈论令人惊恐的话题，适用于情绪过于激动而伤肝及喜伤心的过度欢乐者。在聊天过程中，要注意自己的形象和修养，做到“静坐常思己过，闲谈莫论人非”。借鉴古今中外千秋史，接受经验教训，学习先进典型的事迹激励人而增强肝脏功能，提高机体的抗病能力。总之，与知识渊博的友人聊天，就像阅读奇异的书而养肝；与风雅有趣的友人聊天，就像阅读名家的诗文而柔肝；与生活严谨的友人聊天，就像阅读圣贤的经典名著而护肝；与风趣幽默的友人聊天，就像阅读神奇的小说而益肝。

47. 对猜谜语预防法
——神怡务闲任逍遥

(1)闲猜谜语理肝气：猜谜语是一种借助文字进行思维的游戏，是根植于社会生活中的一种语言艺术，伴有强烈的心理活动，具有疏理肝气、增强机体免疫力的作用。谜语一般分为事物谜和文字谜两类。事物谜趋向于形象思维方面的娱乐活动，属于阳；文字谜趋向于抽象思维方面的活动，属于阴。医学研究发现，猜谜语可健脑补脑，开阔思维领域，防止大脑功能退化；可平衡心理，豁达胸襟，条畅肝气。在我国古代的典籍中，记载了不少用谜语的语言形式进行思维游戏，不仅健脑健心理肝气，而且可利用这种含蓄有趣的方式劝谏别人或讽喻封建社会。创谜者也因此获得心理上自我表现的满足而得到快慰，从而达到疏肝理气的目的。猜谜者也往往在“露为诗留、山为画活”的意境中理解人意，领略到语言艺术的美感，引起愉悦的心情而柔和肝脏。谜虽小技，但宇宙间的一字一物却无所不包，无论创谜或射猜，既要掌握其规律，更要进行逻辑推理，经过联想探索才能完成。这种推理、联想和探索的思维活动，对于保持清醒的头脑、正常的运动和健康的心理，无疑是大有好处的。相传一对恋人自幼青梅竹马而步入婚姻的殿堂，男的考取功名后在京为官，经常与夫人鸿雁传书诉说相思之情。有一天，他突发奇想，给夫人写了一首诗传送回家，诗曰：“天鹅起飞鸟不随，良字无点双人配；独木有心一只眼，您若无心能怨谁。”从诗面上看，似有嫌弃夫人之意；但夫人细品其诗意，方知是一个谜语，其谜底为“我很想你”，从而更加融洽了夫妻之间的感情而相亲相爱，心理相融，肝气调畅携手而健康地度过了百年的人生旅途。

(2)常猜谜语疏肝气：步入节日的游艺场所或灯谜会上，射猜谜语的人十分踊跃，其中有白发苍苍的老年人，有阅历丰富的中年人，有思维敏捷的青年人，有兴趣盎然的少年人，有浓妆淡抹总相宜的少妇少女。他们讨论分析、判断阴晴、冥思细想，寻找确切的谜底，一旦射中正确的谜底，猜谜人的心中无比畅快而收到疏肝的作用。射猜谜语是各年龄层次、各阶层人士喜闻乐见的娱乐养生疏肝活动。在我国古代，射猜谜语被誉为一项高雅文明的游戏。三国时期的曹操是名扬古今的政治家、文学家和诗人，闲暇时爱好猜谜和创谜。《世说新语·捷语》中记载了他与杨修猜谜语的故事。如著名的“门上题活”、

"一合酥"、"绝妙好辞"等谜语千古流传至今。北魏时的咸阳王拓跋禧与尹龙武奔逃，途中十分烦闷，随以猜谜语解忧疏理肝气。尹龙武想起了一则旧谜："眠则同眠，起则同起；贪如豺狼，赃不入已。"拓跋禧猜的是眼睛，尹龙武认为是筷子，一个谜面，两个谜底，都很贴切。两人一路以猜谜为乐，从而排除了忧愁，保证了身心健康。

（3）千古谜语益肝气：到了宋代，猜谜语已很盛行，人们在元宵节悬挂灯谜供人猜射，极大地普及了猜谜活动，逐渐成为很多人所喜爱的一种游戏而不断发展。明代的著名画家唐伯虎游岳阳楼，赞叹周围的绝美景致，无法用语言表达，便在墙壁题写了"虫二"两个字，当时人们不知其所以然，后人射猜为"风月无边"，于是相互传送。制谜者得到了成功而肝气平和，射谜者得到了教益和收获而平和肝气，从而起到美不胜收之效。后来，也有人在五岳之尊的东岳泰山东路的大石头上刻了"虫二"二字，令许多南来北往的游人充满遐想而使肝气得到及时疏理。得享高寿的郭沫若和华罗庚于1978年曾讨论过关于"寿称"的话题。华老问及古人关于七十七、八十八、九十九岁的寿称为何分别叫做喜寿、米寿和白寿时，郭老解释道："这是三个字谜，喜寿可猜七十七，因为'喜'字的草体字便是'七十七'三个字组成；米寿可猜八十八，因为'米'字便是'八十八'三个字组成；白寿可猜九十九，因为'白'字是'百'缺一。"苏州有一位谜界老前辈创作的"自小在一起，目前少联系"猜"省"字的谜，已在灯谜爱好者之间广为传诵而被奉为典范。如此等等，均可畅快人的心理而疏达肝气。有道是，千古谜语有新韵，疏肝理气又一春。

(4)怡情雅猜柔肝气：雅猜谜语是一种积极的思维消遣过程，这种闲情雅兴可陶冶性情，提高智力，增长见识，增强文字艺术修养，从而有益于养肝柔肝，获得健康长寿。由此可见，在日常生活中常猜谜语可获得心理稳定而畅涤烦襟，故医院内可普及猜谜活动，将其作为一种疗法防治疾病，让这朵古老的益智除烦之花在人间普遍开放。目前，在人类面前还有许多人生之谜、社会沧桑之谜及大自然变化之谜在等待人们去射猜。这种猜谜是对人生的理解、对社会的认识、对大自然的积极探索，显然是更高智慧的体现、更宽胸怀的舒展。因此，若谜语常猜，神情常怡，精神矍铄，心理积极，思维敏捷，头脑清晰，必然会收到很好的柔肝养肝的作用。

48. 聆听音乐预防法
——琴声悠扬忧虑少

(1)抚琴当歌防肝病：高歌增华坐帐无鹤，抚琴做伴支床有寿。抚琴当歌是提高自身艺术修养，预防肝脏疾病，促进身心健康的有益活动，对人的心理具有良好的调节作用。优美的琴声、委婉的歌声、悠扬的旋律，可陶冶情操、消除心理压力、舒畅情感、调适情绪、解除疲劳，赋予人们无比的欢乐，是防治肝病之妙药、养生保健之灵丹。一是防病治病。吹拉弹唱会使某些肝病悄然退缩而稳定病情。如吹笛、吹号、引吭高歌能加强肺活量，增加血氧含量而益于肝；拉胡琴和小提琴、弹钢琴可活动关节，促进血液循环而益于肝。二是增强肝脏功能。吹拉弹唱是美妙的娱乐活动，动人的乐器声和歌声是心灵美和艺术美的和谐结合，其旋律、音调、音声、音色、音质、节奏和抑扬顿挫，给人以如痴如醉的美好精神享受。若经常弹奏和歌唱自己喜欢的曲调，可使人心情愉悦畅快，增强肝脏功能。三是调节人的情绪。健康的韵律和歌声，可消除忧虑，使人精神振奋、胸怀开阔、激发生活情趣，凝铸无穷的力量，从而使肝脏功能得到保护。北宋时期的文学家、史学家、唐宋八大家之一的欧阳修，博学多才，对琴棋书画诗无所不通，他怀才不遇而患抑郁之疾时，就是通过抚琴而治愈的。他曾经说："吾尚有抑郁之疾，而闲居不能治也，即而学琴于孙道滋，受宫音数行，久而久之，不知疾之在体也。"后来，他的朋友杨置屡试不中，情绪忧郁不安，欧阳修送给他一张琴，还特地写了一篇《送杨置序》，以自己的亲身体会，嘱其以琴寄怀，排遣愁绪，条畅心胸，疏理肝气，保持身心健康。四是提高生活情趣。抚琴当歌，可使人的精神有所寄托，使单调乏味的生活得到充实，使孤独、低沉的心理得到疏散；让人陶醉于艺术享受之中而欢快舒畅，尽情地宣泄抑郁情绪而保护肝脏免受损伤。五是疏经活血。琴瑟之乐时，听之以耳，动之以手，手动心动，畅心神而动肢体，形神兼备，疏通经脉，有益于肝脏功能。

(2)调理心神和性情：运用音乐防病养生由来已久。

唐代孙思邈在《千金要方》中曰："弹琴瑟，调心神，和性情。"《乐记》中云："凡音者，生人心者也。情动于中，故形于声。"即借琴以抒发情怀，指应于弦，借琴以成乐曲，心动而手应，形神统一，内养其心，外动其形。因此，工作之余、闲暇之时，或聚亲朋于庭院，或独居于室，雅兴所至，抚琴弄弦，放声歌唱；时而轻歌慢捻，时而歌声嘹亮，每每习之，其乐无穷而养护肝脏。古代的武士文人、才子淑女，无不以擅长琴艺而高雅，并作为交友传情的媒介，使自己的心理得到充实而保护肝脏。《诗经》云："琴瑟友之。"至今，我国不少少数民族仍有以琴瑟对歌来选择情侣的习惯。总之，人若经常抚琴当歌。可丰富自己的精神世界，抒发爱憎分明的思想感情和伟大抱负，表现出对现实生活的向往和热爱，从而保持人体内外环境的平衡，提高机体的免疫力，增强肝脏功能。

(3)聆听音乐可养生：聆听音乐养生保肝属于非药物保健的一个方面，是一项自然疗法，在我国已有几千年的历史。周代，人们已经认识到聆听音乐对人体养生方面的作用；《论语》曰："余音不绝，三月不知肉味。"说明了孔子聆听了"韵乐"之后的强烈心理体验。《乐记》中云："知律吕声音之道者，可以行天地人事也。"唐代诗人白居易曾作诗谈聆听音乐养生的经验体会："本性好丝桐，坐机闻即空；一声来耳里，万事离心中；清畅堪稍候，司和好养荣；尤宜听三乐，安慰白头翁。"实践证明，聆听音乐可疏肝理气而促进肝脏功能。

(4)琴韵律旋辨证听：在日常生活中，人若根据自己的身心状况，聆听不同的乐器演奏，可收到不同的益肝效果。如聆听鼓、管弦乐器，具有疏泄肝火的作用，故肝实者宜用之，肝虚者慎用之；聆听二胡等乐器，具有补肝的作用，故肝虚者宜用之，肝气旺者慎用之；聆听唢呐等乐器，具有泻火清火的作用，故肝火旺者宜用之，肝气虚者慎用之。古筝、古琴、竹箫、笛子、琵琶等乐器演奏的音乐，均有不同程度的养肝益肝作用，可结合实际情况聆听。总之，聆听音乐恰到好处，使旋律与心灵结合，音色与情感相融，会激发人的情绪，提高工作和学习效率，诱导人们的精神入静，排除杂乱心念，舒畅心绪而保肝。

(5)轻松愉快美感增：音乐的感染力是巨大的，庄严的旋律赋予人们丰富的想象，悠扬的乐曲让人愉快地休息，轻松抒情的音乐给人带来甜美和欢乐。音乐能驱病疗疾，陶冶心灵，鼓舞斗志，疏肝健体。由于人的情绪、情感、文化水平和音乐素养等差异，聆听音乐的效果也有很大差别，故根据个性特点选择不同的乐曲，方可产生理想的美感和益肝效果。《国歌》、《国际歌》、《黄河大合唱》、《大刀进行曲》等热情奔放，节奏鲜明，可使人热血沸腾、勇气倍增，增强昂首阔步去夺取胜利的信心，从而防止消极悲观情绪，增强肝脏功能；《流水》、《黄莺吟》、《百鸟行》、《画中游》、《无锡景》等旋律悠扬、轻松愉快、优美动听、沁人肺腑，使人忘却疲劳、解除紧张情绪，具有解郁柔肝的作用；《江南好》、《平湖秋月》、《春江花月夜》、《岭南古筝》等节奏舒缓，低沉悠然，旋律柔绵婉转，具有镇静安静，宁心除烦的效果，可消除苦闷抑郁和急躁易怒情绪而理气疏肝;《葬花》、《天涯歌女》、《哀乐》等委婉低沉、曲调低切悲伤,具有抑制愤怒、暴躁,减轻亢奋的作用,可消除激动易怒的情绪和粗野的语言行为而保护肝脏;《渔舟唱晚》、《二泉映月》、《梅花三弄》、《茉莉花》等轻音乐,柔和轻松、抒情感强,可除烦戒骄、舒缓心情而保护肝脏。

九、日常消毒预防二法

49. 化学消毒预防法
——选择药物要适宜

(1)说说化学消毒法：化学药物消毒是预防病毒性肝炎的重要措施之一，对切断肝炎的传播途径具有重要意义。在预防肝炎过程中，常用的预防肝炎的化学消毒方法主要有8种。

①普通喷雾消毒法。是指用普通喷雾器喷洒消毒液进行表面消毒的处理方法，喷洒的液体雾粒直径多在100微米以上，一般农用杀虫喷雾器均可应用。其适用范围是对物体表面、室内墙面和地面、室外建筑物、帐篷表面、车辆、装备及植被等实施消毒。其使用要求是到达疫区或疫点后，从脚下开始喷洒，开辟无害化通道至操作端点，按先上后下、先左后右的顺序依次喷洒。喷洒量视表面性质而定，以消毒剂溶液均匀地覆盖在表面至全部湿润为度。其注意事项是喷洒有刺激性或腐蚀性消毒剂时，消毒人员应佩戴防护口罩、眼镜，穿防护服；室内喷洒时，喷洒前要将食品、衣被及其他不需要消毒的物品叠放

好，或用塑料膜覆盖防湿；室外喷洒时，消毒人员应站在上风向。

②气溶喷雾消毒法。是指用气溶胶喷雾器喷雾消毒液进行物体表面和空气消毒的方法。也可使用医用JM-2型喷雾器、微粒子喷雾器等。其适应范围是对室内、坑道、车辆、帐篷内的物体表面实施消毒。其使用要求是消毒时关好门窗，喷雾距离以1.0～2.0米为宜，亦可依喷雾器性能缩短或延长。喷雾时按自上而下、由左向右顺序喷雾。喷雾量以消毒剂溶液均匀覆盖在物体表面或雾团充满空间为度。喷后30～60分钟，打开门窗通风，驱除空气中残留消毒液的气味。其注意事项可参照普通喷雾消毒法，并特别注意防止气溶胶消毒剂进入呼吸道。

③流动浸泡消毒法。是指用连续制备的消毒剂溶液进行流动浸泡消毒的方法，如酸氧化电位水生成机制备的酸氧化电位水消毒液，臭氧生成器制备臭氧水消毒液等，适用于手、水果、蔬菜、用具、玩具及某些医疗器械等表面消毒。酸氧化电位水消毒液也适用于对皮肤黏膜的冲洗消毒。消毒时开启消毒液生成机，用流动的消毒液对物品或器具进行流动浸泡或冲洗消毒。

④气体熏蒸消毒法。是指在专用消毒柜或箱或袋中用消毒剂气体，如环氧乙烷、甲醛等，在适宜的温度与湿度下，对物品进行消毒或灭菌的方法。适用于对医疗器械、衣物、书籍、皮革制品、精密仪器等畏湿怕热和怕腐蚀物品、器具实施消毒。

⑤物体擦拭消毒法。是指用布或其他擦拭物浸泡消

毒剂溶液，擦拭物体表面进行消毒的方法。其适用范围是对家具、办公用品、生活用具、玩具、器械、车辆、装备等物体的表面，医院及实验室环境实施消毒。其使用要求是用干净的布等擦拭物浸泡消毒溶液，自上而下、由左向右反复擦拭物品表面至所要求的时间后，再用清水擦洗，清除残留的消毒剂，减轻腐蚀和漂白的损伤作用。其注意事项是污物可导致消毒剂的有效浓度下降，故物体表面污物较多时，应及时更新消毒液，防止污物对消毒剂溶液的污染。不耐湿的物品表面不可用擦拭法消毒。擦拭时，注意防止遗漏而影响消毒效果。

⑥物品浸泡消毒法。是指将待消毒物品全部浸没于消毒剂溶液内进行消毒。其适应范围是对耐湿器械、玻璃器皿、餐具、炊具、茶具等生活用品和衣物实施消毒。其使用要求是若消毒导管类物品，应让管腔内充满消毒溶液。消毒达到要求的时间后，应及时取出消毒的物品用无菌蒸馏水清洗，消除残留的消毒剂。其注意事项是对沾染污物的物品，应先清洗，除去污垢后，再浸泡消毒；对病原微生物污染物品，应先浸泡消毒，清洗，然后再进行消毒；使用可连续应用的消毒液时，物品和器材需洗净沥干后再放入消毒液中。

⑦烟雾熏蒸消毒法。是指用点燃的方法，使消毒剂产生烟雾进行消毒，如酸氯烟雾剂和醛氯烟雾剂等。适用于对室内特别是通风比较好、空间较大的仓库、剧院、礼堂等公共场所，以及野外密度较大且低矮树林进行消毒。

⑧粉剂喷洒消毒法。是指用喷粉器或人工撒布消毒粉剂的方法进行消毒。适用于对空气中的湿度大于90%时的潮湿地面和含露珠的低矮植被消毒。喷洒粉剂消毒应在气温逆增、风速较快的情况下进行,消毒人员应站在上风向,并注意个人的安全防护。

(2)常用药物消毒法:是指可杀灭病原微生物而达到消毒目的的药品,按其杀灭微生物的效果可分三类。一是高效消毒剂。如含氯消毒剂、环氧乙烷、戊二醛等,可杀灭肝炎病毒等微生物;二是中效消毒剂。可杀灭大多数病毒,如乙醇、乙丙醇、碘伏等;三是低效消毒剂。可杀灭部分病毒,如洗必泰、新洁尔灭等。用于预防肝炎的常用消毒剂主要有以下几种。

①含氯药物消毒法。可分为无机化合物和有机化合物两类,其有效成分的含量以有效氯表示。无机含氯消毒剂以次氯酸盐为主,如漂白粉、三次氯酸钙合二氢氧化钙、次氯酸钠、漂白粉精等。无机氯消毒剂消毒作用快,但性质不稳定。有机氯消毒剂以氯胺为主,如优氯净、氯亚明等。有机氯消毒剂消毒作用比无机氯慢,但性质稳定。含氯消毒剂适用于餐具、茶具、卫生洁具、饮用水、水果、蔬菜及一般物体表面的预防性消毒;也可用于肝炎病人的排泄物、呕吐物、分泌物,以及污水、被污染的地面、墙面等疫源地和医院环境、医疗器械的消毒。含氯消毒剂有刺激性氯臭,对人体皮肤和黏膜具有刺激性,吸入氯气还可导致急性中毒,故配制和使用该类消毒剂时应注意搞好个人防护。无机氯消毒剂原药性质不稳定,使用

前应测定有效氯的含量，按实际需要配制。含氯消毒剂的水溶液不稳定，故宜现用现配，多用于饮用水、餐具和茶具消毒，其中的铅和砷含量应符合国家卫生标准。含氯消毒剂对纺织物和金属类制品具有漂白和腐蚀作用，故消毒后应及时清洗，去除残留的消毒剂；其干粉或乳剂沉渣不可倒入下水管道，以防堵塞。

②环氧乙烷消毒法。即氧化乙烯。是一种杂环化合物，可杀灭肝炎病毒。其特点是对物品的穿透力强，适用于棉、毛、毛纤、皮革、塑料制品、热敏橡胶、合成材料制作的物品、电子元件、光学仪器、医疗器械和精密仪器的消毒，不宜用于食品、中草药、油脂类、液体制剂、动物饲料和滑石粉的消毒。其注意事项是环氧乙烷对人体有一定的毒性，工作环境的空气中允许浓度为每升不超过0.1毫克，使用时应防止吸入中毒和接触黏膜、皮肤而被烧伤；消毒时要保证足量的环氧乙烷、适宜的温度和相对湿度，确保消毒效果；消毒物品中残留的环氧乙烷，必须完全解除后方可使用；注意消毒过程中的防火、防爆等安全问题。

③应用甲醛消毒法。甲醛的水溶液即福尔马林，固体聚合物即多聚甲醛。其水溶液浸泡消毒，可用于肝炎病人的污染物品消毒；醇溶液浸泡消毒，可用于医疗器械的消毒；甲醛气体熏蒸消毒，可用于物体表面的消毒；低温甲醛蒸汽消毒，可用于热敏器械和物品的消毒。其注意事项是甲醛对人体和黏膜有刺激性、致敏作用和全身性毒性作用，吸入浓度过高的甲醛气体，可毒害人的中枢

神经，导致肺水肿，故应注意加强个人防护；消毒后的物品和器械应及时用无菌水冲洗干净，去除残留的甲醛后再使用；污物严重者不宜用甲醛消毒，因其杀灭病原微生物的作用受有机物的影响很明显；甲醛的穿透力差，包装好的物品不易用甲醛消毒；甲醛不宜用于皮肤和黏膜的消毒。

④过氧化物消毒法。这是一类具有很强氧化作用的消毒剂，如过氧乙酸、过氧化氢、高锰酸钾和二氧化氯等。

●过氧乙酸消毒剂。其剂型有一元包装过氧乙酸消毒剂和二元包装过氧乙酸消毒剂A、B两个包装。其适用范围主要是对手、皮肤、餐具、茶具、日常用品、卫生洁具、体温计和水果等进行消毒，消除肝炎病毒的污染。其注意事项是由于过氧乙酸对金属材料和棉、毛及化纤织物有腐蚀和漂白的作用，故应慎用；必须使用时，消毒后即刻用水冲洗干净，以减少损坏；消毒液应现配现用，以蒸馏水新鲜配制；因对水泥、水磨石地面有腐蚀作用，故不宜用作此类地面或台面的消毒；应用时要防止消毒液溅到眼内、皮肤、黏膜或衣物，喷雾时注意呼吸道及皮肤黏膜的防护，不慎溅及时，即刻用水冲洗，以防损伤。一元化包装性质不稳定，应储于通风阴凉处；二元化包装两种药液混合后，应静置24小时以上。两种包装用前均应测定浓度，以确保消毒效果。过氧乙酸用作消毒时，应保证有效地做好防护。

●过氧化氢消毒剂。又名双氧水，是一种无色无味的透明消毒液，可以任何比例与水混合，在水中分解成水和氧；纯过氧化氢性质稳定，但稀释后稳定性差；市售的过氧化氢溶液含26%～28%过氧化氢，需放在避光阴凉处保存。适用范围是对室内空气和耐腐蚀的物品、器械进行消毒。使用方法是擦拭、喷雾和浸泡消毒。其注意事项是对织物和金属有漂白和腐蚀作用，故不宜使用；对人体的皮肤黏膜有腐蚀作用，吸入时可致中毒，故应谨慎应用并及时通风，排除空气中残余的过氧化氢；新鲜配制使用且以蒸馏水为佳。

●二氧化氯消毒剂。二氧化氯有气体、液体和固体等多种剂型，可杀灭肝炎病毒，属于高效消毒剂。气体剂型具有强烈的刺激性，为黄绿色，性质不稳定。其剂型是液体二氧化氯为二元包装，其中1包未激活，不释放二氧化氯，另1包为酸激活剂，使用时需将激活剂加入未激活的二氧化氯溶液中，使其发生激活反应而释放二氧化氯。固体二氧化氯亦为二元包装，使用时将两个包装内的药品混溶于蒸馏水中，待完全溶解后即成二氧化氯溶液。适用范围是对污水、饮用水和耐腐蚀的物品、器具进行消毒。使用方法是擦拭、洗涤、浸泡和加入水中。其注意事项是pH值和有机物等对二氧化氯的激活及杀灭微生物的作用影响明显，故用时应及时测定pH值。pH值大于5.0时，随pH值升高而二氧化氯释放减慢；pH值大于9.0时，则完全不释放；pH值小于3时，消毒效果最好。二氧化氯活化后不稳定，应现配现用，且配制后不宜超过24小时。二氧化氯水溶液对织物和金属有腐蚀作用，故宜慎用。

●高锰酸钾消毒剂。又名过锰酸钾、灰锰氧。其水溶液呈紫色，可用于肝炎预防中的消毒。其适用范围是对水果和皮肤、黏膜进行消毒。水果消毒时，以0.1%的溶液浸洗5～10分钟；皮肤、黏膜消毒时，以0.01%～0.02%浸洗或冲洗3～5分钟。其注意事项是消毒后应及时清洗，以防着色，若着色时可用过氧乙酸洗净。有机物和碱性条件可影响杀菌效果，故勿使其接触。勿使皮肤黏膜接触高锰酸钾结晶体，以免着色或腐蚀。消毒溶液在空气中易分解，故应新鲜配制使用。

⑤戊二醛消毒法。戊二醛为无色油状液体，有强烈的刺激性酸臭，可任意按比例溶于水和醇。其剂型为戊二醛水溶液，但有酸性、中性和碱性之分。2%戊二醛溶液为酸性，pH值为3.0～5.0，室温25℃时性质稳定，可保存2年以上；加入碳酸氢钠使pH值升高为6.8～7.0时，则成为中性；加入碳酸氢钠量为0.3%时，pH值为7.5～8.5，成为碱性，消毒速度快，效果好；pH值接近9.0时，戊二醛聚合速度加快，溶液中含量减少，消毒效果减弱。因此，使用戊二醛进行消毒时，pH值调节剂应在使用前30～60分钟加入，并充分混匀。戊二醛溶液中加入0.5%亚硝酸钠等防腐剂，可降低戊二醛对物品的腐蚀作用。含有防腐剂的2%戊二醛溶液主要用于医疗器械和用品的消毒。其注意事项是戊二醛对人体皮肤、黏膜具有刺激性，使用时要注意个人防护，且不宜用于皮肤、黏膜消毒，也不宜以喷雾气溶胶方式使用；有机物对其消毒效果有影响，故应用时先进行预消毒，以清洗去除有机

物。消毒后的物品与器械需用无菌水洗净后再使用。与其他消毒剂配伍应用于皮肤消毒时，戊二醛含量不得超过0.1%；戊二醛含量及pH值对消毒效果有影响，其含量应不低于2%。储存时的pH应保持在3.0～5.0，应用时调至7.5～8.5；连续使用时间一般不得超过7天。

(3)预防肝炎消毒法：家庭成员中发生了急性病毒性肝炎后，或病毒性肝炎患者病情稳定转入家庭康复治疗时，除加强隔离外，对其用品和排泄物要进行严格的消毒，以免发生传播流行。

①家具门窗消毒法。病毒性肝炎病人居住的房屋、门、窗、地面及用过的家具、玩具和运送病人的交通工具等，要进行消毒。其方法是取优氯净原药0.5克，加水至100毫升，配制成0.5%优氯净喷雾；或取氯亚明原药3克，加水至100毫升，配制成3%氯亚明喷雾；或取过氧乙酸原药2毫升，加水至100毫升，配制成2%过氧乙酸喷雾。

②排泄物消毒法。较稠的呕吐物或排泄物1份，加10%～20%漂白粉乳剂2份，静置2小时；较稀的呕吐物和排泄物可加漂白粉干粉五分之一搅拌，静置2小时。粪便要与消毒液充分搅拌混匀静置2小时，以达到杀灭肝炎病毒的作用。

③厕所垃圾消毒法。取次氯酸钠原药2毫升，加水至100毫升，配制成2%次氯酸钠溶液喷雾；或取漂白粉3克，加少量水调溶后，加水至100毫升，待澄清后，取上清液即为3%漂白粉上清液进行喷雾；便具可用漂白粉溶液

浸泡1小时。

④餐具茶具消毒法。肝炎病人用过的餐具、茶具和护理用具等，可用0.5％优氯净，或3％氯亚明，或2％过氧乙酸，或2％次氯酸钠，或3％漂白粉溶液浸泡1小时。还可煮沸10～20分钟。

⑤残余食物消毒法。肝炎病人的剩饭菜和废弃物，要煮沸10～20分钟倒掉；或按照呕吐物和排泄物的处理方法消毒。

⑥手掌手背消毒法。可用2％过氧乙酸溶液浸泡2分钟，或0.2％优氯净洗手。

⑦衣服被褥消毒法。病毒性肝炎病人的衣服、被褥、书籍、化验单、病历、钱币等，可放在密闭的专用消毒器内，用环氧乙烷按每立方米按0.4千克，或36％福尔马林每立方米100毫升熏蒸，密闭12～14小时。

⑧医疗器械消毒法。为肝炎病人做治疗使用过的医疗器械，可用15磅压力的高压蒸汽消毒15～30分钟；耐热类医疗器械也可用160℃干热1小时，或煮沸20分钟；不耐热类医疗器械可用环氧乙烷或福尔马林熏蒸，或取原药含量25％戊二醛8毫升，加入0.3％碳酸氢钠和水至100毫升，使pH值为7.7～8.3，即成为2％戊二醛溶液，用其浸泡1～2小时。

⑨饮用水源消毒法。饮用水源消毒时，其余氯保持在每升0.3～1毫克；饮用时要煮沸除氯。

50. 物理消毒预防法
——预防肝炎要重视

(1)日光照射消毒法——巧用天然消毒器：是指利用日光直接照射杀灭或抑制物体表面的病原微生物，从而达到消毒的目的。适用于对肝炎病人的衣物、被服等物品进行日常消毒，在晴空万里、空气洁净、阳光明媚之时，将衣物、被服等铺开或挂起来，经日光直接照射4～6小时，并经常翻动连续晒3～5天，可获得较好的消毒效果。

(2)应用煮沸消毒法——简便易行好措施：是指将肝炎病人用过的物品放入水中加热至沸点的消毒方法。煮沸温度一般不超过100℃，时间为15～20分钟；高原地区随着海拔升高，水的沸点降低，煮沸时间应适当延长。煮沸消毒适用于对餐具、茶具、玻璃与搪瓷器皿、金属器械、棉织物等耐湿热物品，以及肝炎患者剩余食物的消毒。若在水中加入0.5％的肥皂、2％碳酸钠，或1％磷酸钠等增效剂，可缩短煮沸时间，但应防止物品脱色或产生腐蚀作用。煮沸消毒的注意事项是开始消毒后，不要再加入新的物品，以防止消毒时间不足；消毒时间应从水沸腾后开始计算；不透热的盘、盆、杯、碗等，应垂直放于带有网眼的容器中，然后放入消毒容器，使物品均匀受热；物品，应全部放入水中，对导热不良的物品应适时搅拌；对污染严重的物品，应先清洗去除污物，然后再进行消毒。

(3)压力蒸汽消毒法——高压灭毒要计时：是指在压

力蒸汽消毒器中，运用加热对肝炎病人用过的物品进行消毒的方法。其装置有下排气式压力蒸汽消毒器，如手提式、立式、卧式和台式压力蒸汽消毒器及预真空和脉动真空压力蒸汽消毒器。压力蒸汽消毒法具有穿透力强，升温快，消毒时间短，效果好，对物品损坏小等特点。适用于对肝炎病人用过的棉织品、金属、陶瓷、搪瓷、玻璃，以及耐高温高湿物品、耐高温的高分子材料制品和水溶液制剂的消毒。其对消毒物品的要求，一是应进行清洁处理。对接触肝炎病人的医疗器械、床单、衣物及沾染血液或其他体液的物品，应先用化学消毒剂进行预消毒，然后再清洗；沾染油污污垢的物品，先用洗涤剂浸泡擦洗，再用流水充分漂洗干净；对注射器的外管和内心，以及有关节、齿槽、缝隙的器械和其他物品，应张开或拆卸，彻底洗刷；物品清洗后要及时干燥和包装。二是按要求包装。包装材料要有利于物品内部空气的排出和外部蒸汽的进入，坚固柔韧无毒，易于消毒处理，如采用双层平纹细棉布、不易被潮湿损坏的皱纸、纸塑、容器盛装等。三是物品装放，蒸汽质量，消毒周期，消毒剂量等，要严格按照消毒技术操作规范进行，确保消毒效果。四是妥善放置消毒后的物品。压力蒸汽消毒后自然降温至 60℃～80℃时，将门打开约 10 毫米缝隙，10 分钟后全部打开，取出已消毒物品，分类存放，保存备用；其有效期在炎热潮湿季节为 7 天，寒冬干燥季节为 10～14 天，过期物品应重新消毒后使用。

(4)运用巴氏消毒法——根据情况用巴氏：巴氏消毒

法又称低热消毒法，是利用低于100℃的湿热杀灭病原微生物的方法。常用的加热温度与作用时间为60℃～62℃，30分钟；70℃～72℃，20分钟；80℃～82℃，10分钟。适用于对不耐高温的流质食品，如牛奶、肝炎病人用过的奶瓶、棉织物、便盆、尿布，以及清洁工具等物品和器械的消毒。其使用方法是利用热蒸汽消毒时，将物品或器械正确摆放在密闭的容器中，通入蒸汽加温消毒。利用热水消毒时，将物品完全浸入巴氏消毒器或其他加热容器的水中加温消毒。

(5)流通蒸汽消毒法——流通消毒用蒸汽：是指利用水蒸气对物品加热进行消毒的方法。温度可达到100℃，时间为10～15分钟。适用于对肝炎病人污染的餐具、茶具、衣服、牛奶瓶及生产食品用的容器等进行消毒，最简单的设备是蒸笼，经常性大量消毒时，使用专用流通蒸汽消毒器。其注意事项是吸水量大的物品，如衣服等不要浸湿放入；餐具、茶具应垂直放置，口向上，以防冷空气不能完全排除；消毒时间应由水蒸气冒出后开始计算；消毒的物品勿用铁盘、铝饭盒等不透气的用具盛装，最好使用金属筐。

(6)医用微波消毒法——微波消毒要积极：是指利用医用微波消毒与灭菌装置，或者其他符合消毒与灭菌要求的微波照射装置发射微波进行消毒的方法。适用于对肝炎病人污染的玻璃、橡胶、陶瓷、高分子聚合物、纺织品、食品、水和饮料等进行消毒。其使用要求是消毒前要检查微波照射装置，如电路有无故障、柜室是否清洁、转盘是否灵活，以及影响消毒效果与安全的因素等，发现问题及时处理；待消毒的物品要按其吸收微波能力的大小进行分类消毒；液体应装入适用于微波照射的塑料、玻璃、陶瓷等容器内，不可用金属容器；纺织类物品应先用水喷湿润，含湿度要达到25%～30%；玻璃、橡胶、陶瓷等含水量少的物品，可将布浸水湿透，拧至不滴水，使含湿量达到30%～40%，予以包裹；消毒时打开微波消毒器柜门，将待消毒的物品放入后关闭，设定输出功率与作用时间，开启开关进行消毒。其注意事项是消毒过程中不要打开柜门重新加入物品，消毒者不要远离现场；装放物品的高度不应超过柜室内高度的三分之二，不要接触照射装置的四壁，要留有通畅的排气通道。

(7)用紫外线消毒法——紫外线灯用电磁：是指利用紫外线灯或由紫外线灯与辅助器件组合而成的特定装置发射的紫外线电磁波进行消毒的方法。对肝炎病人居住的房间进行消毒时，在无人的条件下，采用悬吊式、移动式和屏幕式直接照射，也可采用风筒式与反向悬吊式间接照射。照射时间一般为0.5～2小时。对光滑物体表面的消毒采用悬吊式直接照射，对水的消毒应在专用消毒装置中进行。其注意事项是进行空气消毒时，空气中不应有灰尘和水雾，环境温度以20℃～40℃，相对湿度以35%～80%效果最好，若相对湿度大于80%或小于35%时应延长消毒时间；每隔1～2周应用酒精棉球轻轻擦拭一次灯管表面，防止灰尘污垢沾染而影响紫外线穿透；使用紫外线时，应安装抛光铝等优质反光材料制作的反光罩;消毒者不要直视紫外线光源,应佩戴防护镜,穿防护服,在紫外线环境中工作时间不宜超过2小时。

(8)电离辐射消毒法——辐射消毒靠电离:是指利用两种射线即γ射线或高能量电子束,即β射线进行消毒的方法。γ射线属于电离辐射,多由^{60}钴等为放射源;β射线属于粒子辐射,由直线电子加速器产生。电离辐射消毒法适用于对诊断卡片、生理盐水、塑料制品、各种垫子、婴儿服、急救包、乳胶手套、敷料包及各种导管、输液袋、弹力织物、眼科手术器械、注射器、皮下注射针头、手术刀片、缝合线、中药和食品的消毒。使用电离辐射消毒时,所用装置和操作应符合医疗卫生用品电离辐射消毒技术要求的各项规定。

(9)利用干热消毒法——干热消毒莫轻视:是指利用物理因子杀灭或清除传播媒介上的病原微生物的消毒方法。其常用设备有机械对流型烤箱,如电热烤箱、远红外线烤箱、热真空烤箱等。适用于对耐高温而不耐湿热或湿热不易穿透物品的消毒,如玻璃器皿、纯金属医疗器械、油脂、液体石蜡和各种粉剂等。

(10)选用焚烧消毒法——焚烧烧灼要注意:包括焚烧与烧灼两种方法。焚烧是将肝炎病人污染的物品点燃烧毁或在焚化炉中焚化,多用于可燃性废弃物品或材料的消毒;烧灼是直接以火焰烧烤消毒物品,利用火焰加温杀灭病原微生物,多用于污染的地面、金属或其他耐烧烤物品的消毒。焚烧或烧灼时,应防止失火或对周围环境及物品的污染和危害。